DIE ÄRZTLICHEN KENNTNISSE IN ILIAS UND ODYSSEE

VON

OTTO KÖRNER
PROFESSOR IN ROSTOCK

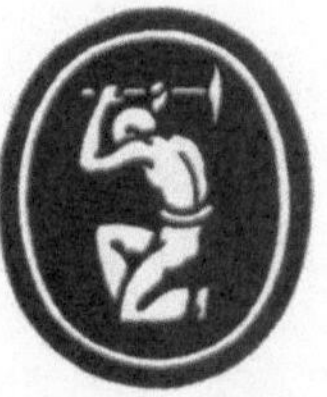

MÜNCHEN
VERLAG VON J. F. BERGMANN
1929

ISBN 978-3-642-50575-1 ISBN 978-3-642-50885-1 (eBook)
DOI 10.1007/978-3-642-50885-1

Den Kämpfern
für die humanistische Vorbildung des Ärztestandes

August Bier	Hermann Kümmell
Gustav Hauser	Hermann Sahli
Alfred Hoche	Hugo Schulz

in Verehrung gewidmet.

Vorwort.

Die einzige vollständige und medizinisch wie philologisch einwandfreie Bearbeitung der ärztlichen Kenntnisse in Ilias und Odyssee stammt aus der Feder des französischen Medizinhistorikers Daremberg; erschienen 1865, ist sie längst veraltet und auch aus dem Buchhandel verschwunden. Darum folge ich gern der Aufforderung befreundeter Ärzte und Philologen, meine schon früh begonnenen und im Laufe von 40 Jahren immer wieder aufgenommenen Studien über dieses fesselnde Thema der Öffentlichkeit zu übergeben. Ich hoffe damit den Bedürfnissen der Ärzte, deren Interesse für die Geschichte ihrer Wissenschaft neu aufgelebt ist, wie auch der Philologen entgegenzukommen.

Bei meiner Arbeit hatte ich mich stets des freundlichen Rates und der tätigen Hilfe unserer Rostocker Altphilologen zu erfreuen. Ihnen verdanke ich es, daß ich wagen durfte, dieses Grenzgebiet zweier Wissenschaften zu bearbeiten.

Rostock, im Dezember 1928.

O. Körner.

Inhaltsverzeichnis.

Einleitung.

Ärzte als Homerforscher. Wesen des medizinischen Wissens in Ilias und Odyssee. Die Heroenzeit und die Zeit des Dichters. Ärzte und Heilwesen. Herkunft der anatomischen Kenntnisse. Ionischer Forschergeist in Ilias und Odyssee.

Ilias und Odysse schildern die früheste Kulturperiode des hellenischen Volkes. Unter den vielen überraschend hochentwickelten Kenntnissen und Fähigkeiten der homerischen Menschen nimmt die Heilkunde eine so hervorragende Stellung ein, wie wir sie aus der Frühzeit keines anderen Volkes kennen. So gewährt uns der alte Dichter nicht nur einen Einblick in die Uranfänge der griechischen Heilkunde, sondern in die Entstehung der Heilkunde überhaupt. Dem humanistisch gebildeten Ärztestande auch im Urtexte zugänglich, wurden die homerischen Gedichte vielfach von medizinischen Gesichtspunkten aus bearbeitet [1]. Neben zünftigen Medizinhistorikern haben sich praktische Ärzte aus dem unruhigen Getriebe ihres Berufes gern zu den Gedichten des uralten Sängers geflüchtet; Militärärzte haben das Kriegssanitätswesen Homers studiert, Anatomen seine großen Kenntnisse vom Bau des menschlichen Körpers und Chirurgen seine trefflichen Beschreibungen von Kriegsverletzungen bewundert. Der Arzt ist durch seine naturwissenschaftliche Schulung und den intimen beruflichen Verkehr mit Menschen aus allen Schichten der Gesellschaft in großem Vorteile, wenn es sich darum handelt, in das Fühlen und Denken längst vergangener Zeiten einzudringen und uralte naturwissenschaftliche und ärztliche Beobachtungen richtig zu verstehen. So kann er dem Philologen, dem ärztliche Kenntnisse zumeist gänzlich fehlen, nützliche Hilfe leisten. Dieses Zusammenarbeiten hat bereits schöne Früchte gezeitigt, und wenn Fraccaroli (nach Finsler I, 306) sagt: „wir entdecken im Homer Wahrheiten, die seine Zeitgenossen nicht zu entdecken vermochten", so muß hinzugefügt werden: und Wahrheiten, die nach ihm mehr als 2000 Jahre lang in völlige

[1] Siehe das Literaturverzeichnis.

Vergessenheit geraten waren, bis sie in der Neuzeit wieder entdeckt worden sind[1]. Aber je tiefer wir in den Geist und die Darstellungskunst des Dichters eindringen, desto mehr müssen wir frühere Anschauungen berichtigen, und desto mehr neue Fragen treten uns entgegen.

Die beiden Epen rollen natürlich nicht die ganze Heilkunde des homerischen Zeitalters auf; nur Teile des damaligen ärztlichen Wissens, wenn auch viele und ansehnliche, sind in ihnen enthalten. Denn das Epos will keine Fachkenntnisse übermitteln; eine ermüdende Aufzählung beruflicher Einzelheiten widerspricht seinem Wesen, und es wendet sich an die Zeitgenossen nur erzählend, aber nicht belehrend.

Ist nun die homerische Heilkunde dem hellenischen Volke ureigen, oder von andern Völkern entlehnt? Die nur in der Odyssee, und auch da nur einmal vorkommende Blutstillung durch Besprechung ist ein Hauptbestandteil der indogermanischen Urmedizin. Wo etwa sonst noch Reminiszenzen an eine volkstümliche indogermanische Heilkunde vorhanden sein mögen, entzieht sich der sicheren Beurteilung, denn man muß sich hüten, ähnliches bei verschiedenen Völkern ohne weiteres als entlehnt zu betrachten. Ägyptischen Ursprungs ist, allerdings nur nach der Ansicht des Dichters des vierten Buches der Odyssee, das Mittel der Helene „gegen Kummer und Groll und aller Leiden Gedächtnis" (s. S. 65).

Eine unbestimmte Kunde vom Einbalsamieren der Leichen, die vielleicht aus Ägypten stammen kann und in der mykenischen Zeit üblich war, finden wir im 19. Buche der Ilias. Dort verhütet Thetis die Verwesung der Leiche des Patroklos:

„Drauf dem Patroklos goß sie Ambrosiasaft in die Nase
Und rotfunkelnden Nektar, den Leib unversehrt zu erhalten."

Das ist aber auch alles, was als entlehnt betrachtet werden kann. Es bildet nur ein nebensächliches Anhängsel der homerischen Heilkunde. Denn die gesamte griechische Heilkunde ist aufgebaut auf eine der hervorragendsten Fähigkeiten gerade des hellenischen Volksstammes, die diesem ureigen ist und im homerischen Zeitalter bereits in voller Blüte steht,

[1] Siehe S. 12 und 40.

nämlich auf die Fähigkeit, das natürliche Geschehen in unübertroffener Weise scharf zu beobachten und die Beobachtung in künstlerisch klarer und plastischer Schilderung wiederzugeben.

Zum Verständnis der vielen ärztlichen Berichte in der Ilias ist zu beachten, daß der Dichter seine Erzählung in eine zurückliegende Heldenzeit verlegt und deshalb bewußt, wenn auch nicht konsequent, archaisiert [1]. Die Überlieferung bot ihm die Geschichte eines Heerzugs der Helden des Mutterlandes nach der Troas. Daran hält er fest, und deshalb ignoriert er die griechischen Kolonien Asiens. Er weiß, daß man einst auf Streitwagen kämpfte, darum vermeidet er es, die Reiterei zu nennen. Die Schrift erscheint ihm als etwas Modernes; darum läßt er, um sie nicht nennen zu müssen, König Proitos grause Todesrunen malen. In anderen Punkten lebte offenbar die alte Kultur neben der neuen noch fort, so z. B. in dem fortdauernden Gebrauch der Bronze neben dem Eisen für Waffen, obwohl der Dichter, wie Ridgeway [2] überzeugend dargetan hat, in der Eisenzeit lebte. Aber die archaisierenden Züge treten uns nur in der Erzählung entgegen; in den Gleichnissen dagegen waltet die unmittelbare Gegenwart. Hier fängt man Fische und Austern, während die Heroen der Vergangenheit nur gebratenes Fleisch essen; hier sitzt Odysseus auf dem Balken wie ein Reiter; hier erklingt die Trompete, die wir in den Kampfschilderungen vermissen. Die großen Herren der Vorzeit stellt der Dichter als weit stärker hin, wie seine Zeitgenossen waren: die Steine, die sie auf den Gegner werfen, sind so groß, daß sie von Sterblichen, „wie sie jetzt sind" (*οἷοι νῦν βροτοί εἰσ'*), nicht einmal gehalten oder mit Hebeln auf einen Wagen gewälzt werden können (Il. 5, 304; 12, 380—383 und 449). Wohl kämpfen die Helden mit Vielen, erlegen aber nicht Hunderttausende wie Roland, und alle ihre Waffentaten haben, wie wir sehen werden, nur selten eine etwas über das Mögliche hinausgehende Wirkung. Es sind, wie Daremberg schön ausführt, keine Verwundungen von Riesen, wie in den Helden-

---

[1] Ich folge hier, zum Teil wörtlich, den Darlegungen von Finsler I, 304 bis 305.

[2] Siehe Finsler I, 130.

liedern und Romanen des Mittelalters, sondern von Helden, die wissen, daß es nicht nötig ist, einen Menschen in zwei Teile zu hauen, um ihn zu töten, und daß nicht jeder Hieb den Tod zur Folge haben muß. Kurz gesagt: die Erzählung hat in der Ilias überall den Charakter einer heldenhaften Vorzeit, wirkt aber mit den Mitteln der Gegenwart und bleibt deshalb den Zeitgenossen des Dichters verständlich und glaubhaft.

So gehört auch die homerische Heilkunst der Zeit des Dichters an, wenngleich er sie in der Erzählung auch zum Teil von Helden der besungenen Vorzeit ausüben läßt. Beide Epen bezeugen uns, entgegen einer ganz unbegründeten Behauptung von Esser, daß es zur Zeit des Dichters Berufsärzte gegeben hat. Von vornherein müssen wir das schon annehmen, weil auch die Götter, die ja nach dem Bilde der Menschen geschaffen waren, einen Berufsarzt, den Paieon, haben (Il. 5, 395—402 und 899—906 [1]), der mit den Mitteln der irdischen Berufsärzte heilt. In der Odyssee (17, 383—385) werden die Berufsärzte (mit den Wahrsagern und Baumeistern) als Volksarbeiter (*δημιοεργοί*) bezeichnet, die man herbeiruft, wenn man ihrer bedarf; sie entsprechen den Periodeuten der hippokratischen Zeit. In der Ilias hören wir zweimal von ihnen in der Schilderung der großen Schlacht vom 11.—18. Buche (13, 210—213 und 16, 23—29): das eine Mal wird ein Verwundeter ihnen zugewiesen, und das andere Mal bemühen sie sich um die verletzten Helden Odysseus, Agamemnon und Diomedes. Den Berufsärzten, die ebenso wie die gleich zu besprechenden Helden Machaon und Podaleirios, *ἰητροί* oder *ἰητῆρες* heißen, werden gleiche bzw. gleichartige, ihren Beruf bezeichnende Beiworte beigelegt wie jenen (*ἰητροὶ πολυφάρμακοι* und *ἕλκε' ἀκειόμενοι* Il. 16, 28—29, *ἰητῆρα κακῶν* Od. 17, 384), und es ist falsch, sie als „Heilgehilfen" zu bezeichnen, wie Fuld getan hat.

Einer Frau, die sich auf Heilkräuter verstand, der blonden Agamede, gedenkt Nestor aus früheren Zeiten (Il. 11, 740—741): sie kannte soviel Heilkräuter, wie die weite Welt erzeugt (*ἣ τόσα φάρμακα ᾔδη, ὅσα τρέφει εὐρεῖα χθών*). Daß Nestors Sklavin Heka-

[1] Apollon, der bei Homer noch nicht mit Paieon identisch ist, tritt nur bei Sterblichen heilend auf. Das tut er aber nicht wie Paieon bei den Göttern mit ärztlichen Mitteln, sondern allein durch seinen göttlichen Machtwillen (Il. 15, 221—262 und 16, 508—529).

mede, die dem verwundeten Machaon das stärkende Getränk κυκεών (Il. 11, 624—634) bereitete, eine Krankenpflegerin war, dürfen wir annehmen, da auch bei den Göttern Hebe dem verwundeten Ares pflegerische Dienste leistet (Il. 5, 905 [1]).

Die Behandlung und Pflege der Verwundeten geschah in Baracken (κλισίη) des Lagers (Il. 11, 843 und 13, 214), ob in den Wohn- oder in besonderen Lazarettbaracken, läßt sich nicht erkennen.

Wie schon gesagt, läßt der Dichter die Kunst der Ärzte seiner Zeit auch von Helden der Vorzeit ausüben, die ja auch sonst schon alles können, was die δημιοεργοί vermochten (man denke nur daran, wie Odysseus das Schiff, das ihn von der Insel der Kalypso entführen sollte, ganz allein kunstgerecht zimmerte). So werden denn auch die Helden Podaleirios und Machaon in der Ilias (2, 731—732) als gute Ärzte (ἰητῆρ' ἀγαθώ) eingeführt, und das Lob des Machaon (11, 514—515) noch besonders mit den Worten verkündet:

ἰητρὸς γὰρ ἀνὴρ πολλῶν ἀντάξιος ἄλλων,
ἰοὺς τ' ἐκτάμνειν ἐπί τ' ἤπια φάρμακα πάσσειν,

aber wir erfahren von den beiden sehr wenig. Podaleirios tritt niemals heilend auf, und Machaon bemüht sich nur ein einziges Mal um eine oberflächliche Bauchwunde des Menelaos, die der Verwundete schon vor der Ankunft des Machaon als harmlos erkannt hatte (Il. 4, 210—219). Machaon und Podaleirios [2] waren Söhne des Asklepios, des „unvergleichlichen Arztes“ (ἀμύμονος ἰητῆρος Il. 11, 518), der für die Ilias noch kein Gott, sondern ein thessalischer Fürst ist. Die Brüder kämpften als Führer eigener Heerscharen selbst mit. Ärztliche Handlungen weit schwierigerer Art, als die einzige des Machaon war, verrichteten die nicht als ἰητροί bezeichneten Helden Patroklos, dem Achilleus [3] diesbezügliche Kenntnisse übermittelt haben soll, die er dem Kentaur Cheiron verdankte (Il. 11, 828—848), und von den Troern Agenor (Il. 13, 595—612), während andere

---

[1] Über das φάρμακον νηπενθές der Helene, s. S. 65.

[2] Ein Fragment aus der nachhomerischen Aithiopis bezeichnet den Machaon als Chirurgen und den Podaleirios als Arzt für innere und Geisteskrankheiten. In der Ilias findet sich kein Anhalt für diese Annahme.

[3] Auf der nachhomerischen Sosiasschale ist Achilleus abgebildet, wie er den verwundeten Patroklos verbindet, eine Szene, die in der Ilias nicht vorkommt.

Helden sich selbst (Il. 11, 397—398) oder den Genossen (z. B. Il. 5, 109—113; 694—695; 11, 844—848) Speere und Pfeile aus den Wunden zogen.

Für alle anatomischen und chirurgischen Einzelheiten, die der Dichter in seine Schilderungen einflicht, setzt er bei seinen Hörern oder Lesern ein lebhaftes Interesse und volles Verständnis voraus. Hiermit stehen die beiden Epen in der Weltliteratur einzig da. Wohl schildert uns der zweite Teil des Nibelungenliedes wütende Massenkämpfe von gleicher Ausdehnung wie die der Ilias, und im kleineren Maßstabe gilt das gleiche vom Waltharilied. Aber wir hören da immer nur, daß die Recken sich Funken aus den Helmen schlagen, daß Blut fließt und hie und da ein Kopf oder ein Glied abgehauen wird, während anatomische Beschreibungen der Verletzungen gänzlich fehlen. Das Interesse und Verständnis für die anatomischen Dinge, das auf germanischem Boden fehlte, muß im Zeitalter des Dichters dem Allgemeinwissen der Gebildeten entsprochen haben. Adlige Herren werden wohl auch damals noch blutige Raubzüge gegen ihre Nachbarn unternommen haben; sicher aber haben sie, wie viele Gleichnisse zeigen, bei ihren Jagden auf Löwen (Il. 12, 40—50; 20, 164—175), Panther (Il. 21, 572—577) und Wildschweine (Il. 9, 538—546; 12, 40—59; 13, 470—475; 17, 281—283; Od. 19, 435—462) Erfahrungen über Wunden und Wundbehandlung erwerben können und sich, wo Ärzte fehlten, auch wirklich zu Nutzen gemacht, wie die Behandlung der Schenkelwunde des von einem Eber geschlagenen Odysseus durch die Söhne des Autolykos (Od. 19, 455—462) zeigt. Aber manche anatomische Einzelheiten, die wir bei der Beschreibung von Verletzungen in Ilias und Odyssee finden, können nur der populäre Niederschlag einer tieferen und reicheren Sachkenntnis gewesen sein.

Über die Art, wie diese anatomischen Kenntnisse entstanden sein mögen, hat sich als erster der Chirurg Malgaigne 1842 vernehmen lassen. Er meint, bei der Betrachtung von Kriegswunden hätte man manchen Einblick in die innere Beschaffenheit des menschlichen Körpers gewonnen und die aufgedeckten inneren Teile durch Vergleichung mit den bereits wohlbekannten Eingeweiden des Schlacht- und Opferviehes in ihrer Art erkannt. Auch hätte die Sitte, Menschen- und Tierleichen zusammen zu verbrennen und dann die Menschenknochen zur Aufbewahrung aus der Asche herauszulesen, durch Vergleichung zu einer guten Kenntnis menschlicher wie tierischer Knochen geführt.

Was zunächst die Knochenkenntnis betrifft, so dürften verkohlte Knochenreste zu ihrem Erwerb wenig getaugt haben; auch wissen wir aus der genauen Beschreibung der Einäscherung des Patroklos, daß die Leiche des Helden auf dem riesigen Scheiterhaufen abgesondert von den Tierleichen aufgebahrt wurde, so daß ihre Reste, wie Il. 23, 336—343 ausdrücklich gesagt wird, in der Asche leicht, also ohne Vergleichung mit den Tierresten, zu finden waren. Die weit besseren Gelegenheiten zur Betrachtung des menschlichen Knochengerüstes in jenen Zeiten hat Malgaigne übersehen: wohl verbrannte man die Leichen der Volksgenossen, aber die der Feinde und die von Übeltätern im eigenen Volke überließ man dem Fraße der Aasgeier und Hunde, oder der Verwesung, wobei wohl mehr von den Knochen übrig blieb, als in der zehrenden Glut eines Scheiterhaufens. Auch wird es an Skeletfunden von Verunglückten damals nicht gefehlt haben. Von den Freiern sagt Telemachos (Od. 1, 160 bis 163), daß sie

„ungestraft des Mannes Habe verschwelgen,
Dessen weißes Gebein vielleicht schon am fernen Gestade
Modert im Regen, vielleicht von den Meereswogen gewälzt wird".

Von den Seirenen, die Todesdämonen sind, heißt es (Od. 12, 44 bis 46), daß sie

„auf der Wiese sitzen, von aufgehäuftem Gebeine
Modernder Menschen umringt und ausgetrockneten Häuten."

Und Eumaios meint von Odysseus (Od. 14, 133—136):

„ihm rissen vielleicht die Hund' und die Vögel des Himmels
Schon die Haut von dem weißen Gebein, und die Seele verließ es;
Oder ihn fraßen die Fische des Meeres, und seine Gebeine
Dorren auf fremdem Gestade, vom wehenden Sande bedecket."

Auch die Lage der Eingeweide konnte nicht auf die Art erkannt werden, wie Malgaigne gemeint hat; wenigstens mußten am Brustkorb Brustbein und Rippen jede Kriegswunde verhindern, die so groß gewesen wäre, daß man die gegenseitigen Lagebeziehungen der Brustorgane hätte erkennen können; Schwert und Speer konnten hier nur schmale Wunden von der Breite des Schwertes oder Löcher von der Größe des Speerquerschnitts machen, viel zu klein, um irgendeinen Einblick in die Tiefe zu gestatten. Auch der Vergleich mit der Lagerung der Brustorgane beim Schlacht- und Opfervieh konnte hier nichts nützen, denn der Brustkorb der Vierfüßer weicht von dem des Menschen so sehr ab, daß Schlüsse aus der bekannten Tieranatomie auf die Lage und Abgrenzung der menschlichen Brustorgane nicht möglich waren.

Nun aber besitzt der Dichter ganz überraschende Kenntnisse über die Beschaffenheit und Lage innerer Organe des Menschen — wir werden sie später genauer kennen lernen —, die nur durch Leichenöffnungen gewonnen worden sein können. Fuld meint, wie bei Tierschlachtungen und Tieropfern tieranatomische Kenntnisse erlangt wurden, so seien auch die Kenntnisse der menschlichen Anatomie auf Opferschlachtungen von Menschen zurückzuführen, und da die Opferschlachtungen von Tieren Nahrung für die Götter lieferten, so müßte der ursprünglich zum gleichen Zwecke geopferte Mensch genau ebenso wie das Opfertier zerlegt und ,,küchenmäßig zubereitet" worden sein. Fuld hat offenbar recht; es mußten im Zeitalter des Dichters gute autoptische Kenntnisse der menschlichen Anatomie zum Wissensschatze der Gebildeten gehört haben. Zwar werden Menschenopfer in Ilias und Odyssee nicht erwähnt, weil der Dichter überall bestrebt ist, Gräßliches zu mildern oder zu verschweigen, und so auch die Menschenopfer absichtlich ignoriert (Finsler I, 405), obwohl er sie gekannt haben muß, weil sie noch lange nach seiner Zeit bei den Griechen üblich waren [1]. Auf die Opferung der Iphigenie deutet er zwar hin, aber in einer nur dem Eingeweihten verständlichen Weise (Il. 1, 108—115), und die Tötung von zwölf troischen Jünglingen durch Achilleus und ihre Verbrennung zusammen mit der Leiche des Patroklos erwähnt er lediglich als Racheakt und nicht als Opferung für die Götter.

Eine andere Frage ist es, ob zur Zeit des Dichters (neben den priesterlichen Menschenschlachtungen) von den Ärzten Leichenöffnungen zu Forschungszwecken vorgenommen worden sind. Der erste, der dies annahm, war der Arzt Küchenmeister (1855). Aber Malgaigne (1842) und Daremberg (1865) hielten das

[1] Man vergleiche hierzu Schwenn, Die Menschenopfer bei den Griechen und Römern. Gießen 1915.

für undenkbar; denn man glaubte in ihrer Zeit noch ganz allgemein, daß in der Welt des Dichters religiöse Bedenken jede Leichenöffnung von Menschen verboten hätten. Wohl mögen gegenüber den toten Stammesgenossen solche Rücksichten gewaltet haben, aber der Feind, ja selbst der Missetäter im eigenen Volke, war im Leben und Tod rechtlos, wie viele Angaben in beiden Epen zeigen: die Leichen gefallener Feinde wurden geschleift, durchstochen, in Stücke gehauen und den Hunden vorgeworfen. Wenn nun eine Zerstückelung feindlicher Leichen aus Haß oder Rachsucht an der Tagesordnung war, da konnte sie wohl auch im Drange nach Erkenntnis vorgenommen worden sein. Diese von mir schon 1922 ausgesprochene Annahme läßt sich freilich nicht beweisen, da der Dichter darüber schweigt. Aber Fuld, der ihre Zulässigkeit bestreitet, schießt weit über das Ziel hinaus, indem er den Berufsärzten jeden Drang nach Erkenntnis abstreitet; er meint, die von mir „stillschweigend vorausgesetzte" Analogie zwischen dem homerischen und dem wissenschaftlichen Zeitalter bestehe nicht zu Recht, im Zeitalter der „naivischen Dichtung" sei Forschung nicht denkbar.

Es scheint mir notwendig, auf diesen schweren Irrtum Fulds genauer einzugehen, um dem Dichter die Stellung zu wahren, die er in der Geschichte der Natur- und Heilwissenschaft einnimmt.

Fuld ist es entgangen, daß die homerischen Epen nicht in einem sagenhaften Zeitalter rein „naivischer Dichtung" entstanden sind, sondern schon deutliche Spuren des ionischen Forschergeistes erkennen lassen. Ich berufe mich hierin zunächst auf Finsler (I, 145), welcher sagt: „Von allem, was uns das Epos bietet, ist der Mensch das Interessanteste, und er ist es auch dem homerischen Dichter gewesen. Weit entfernt, daß uns naive Gestalten einer naiven Zeit, daß uns Naturkinder entgegenträten: die Menschen stehen nicht nur auf einer hohen Stufe der Kultur, sondern, was mehr ist, ihr geistiges und seelisches Leben ist schon Gegenstand der poetischen Betrachtung, die ein tiefes Nachdenken über diese Dinge und ein intuitives Verständnis dafür voraussetzt." An einer anderen Stelle (I, 285) nennt er Homer den „ersten griechischen Philosophen mit durchdachter Weltanschauung".

Einem anderen hervorragenden Kenner der griechischen Literatur, Heiberg, entnehme ich folgende Betrachtung: „Unter den griechischen Auswanderern, die das Küstenland von Kleinasien besiedelt hatten, taten sich die Ionier hervor durch Unternehmungsgeist und Wißbegierde. Durch Klima und Reichtum des Landes begünstigt, hatten sie zu Hause die äußeren Bedingungen der Kultur sich erworben und, wie Odysseus, den sie nach ihrem eigenen Bilde zu ihrem Nationalhelden umgeprägt hatten, waren sie als kühne Seefahrer weit in der Welt herumgekommen, hatten beobachtet und gelernt bei den Fremden und manche sonderbare Kunde mit nach Hause gebracht und weiter erzählt. Es ist charakteristisch, daß die Odyssee an ihrem Helden hervorhebt, daß er vieler Menschen Städte sah und ihre Sitten kennen lernte, und daß sie ihn mehrmals sein Leben aus reiner Wißbegierde aufs Spiel setzen läßt; so geht er zu den Kyklopen, um zu erfahren, was sie für Leute sind, ob wild oder übermütig oder gastfreundlich und fromm. Ähnlich wird mancher ionische Fischer an fremden Gestaden gedacht und gehandelt haben, und bei Herodotos tritt uns dieser Odysseustrieb [1] lebendig entgegen. Alle Erzeugnisse des altionischen Geistes, die homerischen Gleichnisse wie die Beobachtungen des Hippokrates, die Vasenmalerei wie die ethnographischen Schilderungen Herodots zeigen eine wunderbar scharfe Beobachtungsgabe, und der nüchterne Realismus, unterstützt von der Umpflanzung auf fremden Boden, bringt eine selbstbewußte Unabhängigkeit von der Tradition mit sich, die kühn über alles und jedes raisoniert. — Die geistig hoch entwickelte homerische Welt hat manches Vorurteil, hat manchen Aberglauben beseitigt, worunter die Griechen im Mutterlande noch lange seufzten".

Es ist nun wichtig zu beachten, wie sich der „Odysseustrieb" bei dem Dichter und seinen Zeitgenossen auf naturwissenschaftlichen und medizinischen Gebieten geltend gemacht und weiter entwickelt hat, und wie er befriedigt worden ist. Naive Zeiten erklären unverständliche Ereignisse mythisch; sie sehen in ihnen die Einwirkung dämonischer Wesen und geben sich damit zufrieden. Auch unser Dichter erklärt, wie wir sehen werden, noch manches ihm unverständliche Geschehen in dieser primitiven Weise. Aber in vielen Fällen tritt bei ihm an Stelle des Odysseustriebs, der bloße Wißbegierde ist, die sich auf einfache Zustände und Tatsachen richtet, ein ausgesprochenes Kausalitätsbedürfnis, das erst durch die Ermittelung der Ursachen beobachteter Zustände und Geschehnisse

[1] Im Original nicht gesperrt.

befriedigt wird. Um nämlich naturwissenschaftliche oder medizinische Vorgänge verständlich und glaubhaft zu machen, begründet er sie gern durch Anführen ihrer Ursachen, sofern diese bereits durch Beobachtung und Nachdenken geklärt erscheinen. Einige Beispiele mögen das zeigen:

Il. 1, 233—244 schwört Achilleus bei seinem Zepter: wie dieses

„niemals Blätter und Zweige
Wieder zeugt, nachdem er den Stamm im Gebirge verlassen,
Niemals sproßt er empor, denn ringsum schälte das Erz ihm
Laub und Rinde hinweg,"

so werde er nimmermehr für Agamemnon kämpfen. Das Zepter bleibt also totes Holz, nicht nur weil es vom Stamme getrennt ist — denn ein eingepflanztes Reis kann wieder grünen (vgl. Il. 17, 53 bis 55) —, sondern weil ihm durch Entfernung der Rinde die Ernährungsmöglichkeit genommen ist — eine glänzende pflanzenphysiologische Erkenntnis.

Il. 12, 127—134 heißt es von Peirithoos und Polypoites, daß sie feststanden wie Eichen, die der Sturm nicht umlegen kann, weil sie mit großen und weithin reichenden Wurzeln befestigt sind.

Il. 8, 81—86 wird das merkwürdige Benehmen eines verwundeten Rosses, das wir heute den sog. Zwangsbewegungen einreihen würden, mit der Bemerkung erklärt, daß der Pfeil an einer genau bezeichneten Stelle in das Hirn des Rosses eingedrungen war. Und in der Tat können solche Zwangsbewegungen durch eine Schädigung des betreffenden Hirnteils ausgelöst werden (s. im Abschnitt „Physiologie").

Il. 22, 322—329 wird die Fähigkeit des verwundeten Hektor, noch zu sprechen, nachdem der Speer des Achilleus durch seinen Hals gegangen war, glaublich gemacht durch den Zusatz: der Kehlkopf sei nicht verletzt gewesen (s. im Abschnitt „Physiologie").

Diese Beispiele zeigen durch Nachdenken geklärte Erfahrungen auf naturwissenschaftlichen und medizinischen Gebieten, also gute Früchte eines regen Forschungstriebes.

Nicht nur in dieser Befriedigung seines Kausalitätsbedürfnisses zeigt sich der wissenschaftliche Sinn des Dichters; *seine Beschreibung natürlicher Vorgänge ist manchmal geradezu die Formulierung eines Naturgesetzes.* *Goethe* hat mehrmals darauf hingewiesen, daß Wissenschaft sich aus Poesie entwickelte[1]. Dabei kann

[1] *Goethe* in den Nachträgen zur Metamorphose der Pflanzen.

er natürlich nur an die älteste Poesie, die homerischen Epen, gedacht haben, mit denen er sich in der Wetzlarer Zeit eingehend befaßt hatte[1]. Wenn er nun Wissenschaft aus Poesie entstehen ließ, so muß er sich einer Wesensverwandtschaft der dichterischen mit der wissenschaftlichen Darstellungsweise bewußt gewesen sein. Und sie besteht in der Tat. Goethes lyrische Gedichte stellen, wie Bielschowsky[2] erörtert, Erlebtes dar, und zwar ist das Erlebte in ihnen normaler, typischer Art und wird durch die künstlerische Läuterung in seiner typischen Gültigkeit noch erhöht. Das gleiche gilt nun für manche homerische Darstellungen natürlicher Geschehnisse. Wenn z. B. Il. 3, 60—62 von der Axt gesagt wird, daß ihr Schwung beim Behauen der Schiffsbalken die Kraftleistung des Zimmermanns vermehre, so zeigt sich hierin die klare Darlegung eines gesetzmäßigen physikalischen Vorgangs, und auch heute können wir mit einer gelehrten Definition das Gesetz des Beharrungsvermögens bewegter Körper kaum deutlicher machen, als es durch dieses knapp, aber erschöpfend beschriebene Beispiel geschieht; hat doch der Physiker Kirchhoff[3] als höchstes Ziel der Mechanik hingestellt, die in der Natur vor sich gehenden Bewegungen „vollständig und auf die einfachste Art zu beschreiben".

Das gleiche gilt von folgenden Beispielen: Der Pfeil des Pandaros springt von dem Bogen, begierig, in das feindliche Getümmel zu fliegen (*καθ' ὅμιλον ἐπιπτέσθαι μενεαίνων*, Il. 4, 124—126); ferner: ein Speer verfehlte den Feind und flog in die Erde, daß sein Schaft zitterte, bis ihm Ares die Kraft nahm (Il. 16, 610—613). Beide Male ist das Beharrungsvermögen, das bewegten Körpern innewohnt, bis ihm ein äußerer Widerstand Halt gebietet, erschöpfend dargestellt. Aristoteles meint, Homers Pfeile und Speere seien beseelt (Finsler I, 334), und wir brauchen nur statt Beseelung Beharrungsvermögen zu sagen, um auszudrücken, was er meint. Der wissenschaftlichen Forderung des modernen Physikers, die in der Natur vor sich gehenden Bewegungen „vollständig und auf die einfachste Art zu beschreiben", hat hier der alte Dichter genüge geleistet.

Eine biologische Erkenntnis Homers, die nur durch systematisch fortgesetzte Beobachtungen oder gar Ver-

---

[1] Goethe, Dichtung und Wahrheit, III. Teil, 12. Buch.

[2] Bielschowsky: Goethe, 7. Aufl., München 1905, Bd. 2, S. 379.

[3] Kirchhoff: Vorlesungen über mathematische Physik, Mechanik. Leipzig 1876, S. III, IV.

suche, also durch zielbewußte Forschung, erlangt worden sein kann, verdient unsere Beachtung und Bewunderung: Il. 19, 23—26 befürchtet Achilleus, daß Fliegen in die Wunden des toten Patroklos schlüpfen und darinnen Maden erzeugen könnten. Schon Aristoteles weiß nichts mehr von dieser Metamorphose von Insekten, obwohl er die homerischen Dichtungen genau kennt und auch Zoologisches aus ihnen anführt, und noch in der Neuzeit nahm man keinen Anstand, das Erscheinen der Maden in faulendem Fleisch mittels der falschen Lehre von einer generatio spontanea, d. h. einer Zeugung aus nichts, zu erklären, bis Redi[1] im 17. Jahrhundert wieder entdeckte, was schon der alte Dichter gewußt hat.

Daß die Zeit des Dichters schon ein Tiersystem kannte, habe ich 1917 nachgewiesen.

Endlich verdanken wir dem Dichter die topographische Betrachtungsweise der menschlichen Anatomie (s. S. 22), die wissenschaftliches Denken voraussetzt.

Wir dürfen also hier mit dem Satze schließen, daß der ionische Forschergeist sich bereits in der Entstehungszeit von Ilias und Odyssee geltend gemacht und gute Früchte gebracht hat. Darum hat die Geschichte der Zoologie und die Geschichte der Heilkunde mit Homer zu beginnen, nicht aber erst mit Aristoteles bzw. Hippokrates.

Anatomische Kenntnisse.

Gesunde Menschen.

Körperschönheit. Vererbbarkeit körperlicher Eigenschaften. Körperproportionen. Altersveränderungen.

Die homerischen Griechen sind besonders empfänglich für menschliche Körperschönheit, aber der Dichter enthält sich einer stückweisen Beschreibung derselben und läßt sie nur aus der Wirkung auf andere erkennen, wie Lessing im Laokoon (XXI) gezeigt hat. So bewundern sich der jugendliche Held Achilleus und der Greis

[1] Francesco Redi: Esperienza intorno alla generazione e degli insetti. Firenza 1668. Rodemer: Die Lehre von der Urzeugung bei den Griechen und Römern. Dissertation, Gießen 1928.

Priamos gegenseitig (Il. 24, 629—634), und die Schönheit der Helene können wir nur aus ihrer Wirkung auf die troischen Greise (Il. 3, 155—168) erschließen.

Die Vererbbarkeit körperlicher Eigenschaften entging dem Dichter nicht; er läßt Nestor wie auch Helene und Menelaos den Telemachos an der Ähnlichkeit mit Odysseus erkennen (Od. 3, 122 bis 123; 4, 116, 138—150). Auch Athene in Mentes' Gestalt erwähnt die Ähnlichkeit beider an Haupt und glänzenden Augen (Od. 1, 200—209).

Einmal wird einer Verschiedenheit in den Proportionen der Körper von Menelaos und Odysseus gedacht, indem der Dichter (Il. 3, 210—211) ihre Gestalten folgendermaßen vergleicht:

στάντων μὲν Μενέλαος ὑπείρεχεν εὐρέας ὤμους,
ἄμφω δ' ἑζομένω γεραρώτερος ἦεν 'Οδυσσεύς,

„wenn beide standen, ragte Menelaos mit den breiten Schultern hoch hervor, wenn aber beide saßen, war Odysseus der ansehnlichere." Lessing hat das richtig dahin verstanden, daß Menelaos die längeren Beine und Odysseus den stattlicheren Oberkörper hatte. Odysseus war also, was man heute einen Sitzriesen nennt.

Als Riesen werden Otos und Ephialtes genannt (Od. 11, 309 bis 312).

Die Lebensalter werden mehrfach geschildert. Beginnender Bartwuchs zeigt das Jünglingsalter an. Odysseus hatte einst gewünscht, den Sohn im Barte zu sehen (Od. 18, 175—176). Otos und Ephialtes starben, noch ehe ihnen der Bart sproßte (Od. 11, 318—320). Hermes erscheint Il. 24, 348 und Od. 10, 279 als Jüngling, „dem die Wange sich bräunt, im holdesten Reize der Jugend: *κούρῳ αἰσυμνητῆρι ἐοικώς, πρῶτον ὑπηνήτῃ, τοῦ περ χαριεστάτη ἥβη*; und Aineias steht in der Blüte der Jugend, wo die Kraft am größten ist (Il. 13, 484): *καὶ δ' ἔχει ἥβης ἄνθος, ὅ τε κράτος ἐστὶ μέγιστον.*

Als Beiwort einer Jungfrau finden wir schönwangig (*καλλιπάρῃος*, Il. 9, 665), einer anderen schönbehaart (*καλλίκομος*, Il. 9, 449), der Here weißarmig (*λευκώλενος*, Il. 1, 195), der Kalypso *ἐυπλόκαμος* (schön gelockt).

Im kräftigen Mannesalter hat Odysseus eine dunkle Haut, er ist *μελανοχροιής* (Od. 16, 175), ebenso wie sein Herold Eurybates, den er als *μελανόχροος* und *οὐλοκάρηνος* (mit dichtbehaartem Kopf) bezeichnet (Od. 19, 246).

Die Haarfarbe ist (vor dem Ergrauen) in beiden Geschlechtern zumeist rotblond, *ξανθός*, so bei Odysseus (Od. 13, 427–431), Achilleus (Il. 1, 197; 23, 141), Menelaos (Il. 23, 438), Agamede (Il. 11, 740). Dunkel- oder schwarzhaarig ist Poseidon (Od. 3, 6). Als Athene den Odysseus (Od. 13, 429) in einen Greis verwandelte, nahm sie ihm seine rotblonden Haare (*ξανθὰς τρίχας*), aber bei der Rückverwandlung (Od. 16, 172—176) bekam er einen dunklen Bart[1]:

κυάνεαι δ' ἐγένοντο γενειάδες ἀμφὶ γένειον.

Der blühenden Hyakinthe[2] gleichendes Haar verleiht Athene dem Odysseus nach seiner Landung bei den Phaiaken (Od. 6, 229 bis 231). Der Vergleich geht wohl auf das Lockige, nicht auf die Farbe.

Die Bezeichnungen der adligen Achaier als *κάρη κομόωντες* (hauptumlockt, Il. 2, 11) und der Thraker als *ἀκρόκομοι* (mit gesträubtem Haar) deuten vielleicht auf besondere Haartrachten.

Halbergraut sind die Haare des Idomeneus, er ist *μεσαιπόλιος* (Il. 13, 361—362), grau an Haar und Bart ist Priamos (Il. 22, 74). Eine Glatze, in der sich der Glanz des Feuerbeckens spiegelt, hat der in einen Greis verwandelte Odysseus (Od. 18, 353—355). Weitere Altersveränderungen sind (Od. 13, 431—433) die Greisenhaut, mit der Athene seine Glieder umhüllt, und triefende Augen:

ἀμφὶ δὲ δέρμα
πάντεσσιν μελέεσσιν παλαιοῦ θῆκε γέροντος,
κνύζωσεν δέ οἱ ὄσσε πάρος περικαλλέ' ἐόντε.

Das Alter lähmt Hände und Füße (Od. 11, 497):

μιν κατὰ γῆρας ἔχει χεῖράς τε πόδας τε.

Nestor nimmt an den Kampfspielen zu Ehren des Patroklos nicht Teil, denn schon drückt ihn die Last des Alters: *ἤδη γὰρ χαλεπὸν κατὰ γῆρας ἐπείγει.* Seine Kniee und Füße sind nicht mehr fest, und die Arme regen sich in den Schultern nicht mehr so leicht wie ehemals (Il. 23, 627—628):

οὐ γὰρ ἔτ' ἔμπεδα γυῖα, φίλος, πόδες, οὐδ' ἔτι χεῖρες
ὤμων ἀμφοτέρωθεν ἐπαΐσσονται ἐλαφραί.

---

[1] Finsler (II, 369) entscheidet diese alte Aporie wohl endgültig dahin: bedeutend sei der Widerspruch nicht, aber ein hübsches Zeichen für die Sorglosigkeit des Dichters. Bisweilen schläft auch der gute Homer, sagt ja schon Horaz.

[2] Welche Pflanze hier gemeint ist, bleibt unentschieden. Vgl. Fellner: Die homerische Flora, Wien 1897, S. 53.

Früh gealtert, aber noch kräftig (ὠμογέρων) ist Odysseus (Il. 23, 791); eine Bezeichnung, die freilich auf den Odysseus der Ilias noch nicht paßt. Den Laertes haben Trauer und Sorge frühzeitig zum Greise gemacht (ἐν ὠμῷ γήραϊ θῆκεν, Od. 15, 357). Aigyptios war „vom Alter gebückt“ (γήραϊ κυφὸς ἔην, Od. 2, 16). Den Alten gebührt Ruhe nach Bad und Mahlzeit (Od. 24, 253—254).

Krüppel unter Göttern und Menschen.

Hephaistos, Thersites, Eurybates.

Wie die homerischen Götter nach dem Bilde ansehnlicher Menschen geschaffen sind, so hat auch für den Götterkrüppel Hephaistos dem Dichter ein menschlicher Krüppel als Vorlage gedient. In der Schilderung des göttlichen Kunsthandwerkers mit den wankenden Beinen (κυλλοποδίων, Il. 18, 371) erkennen wir das treffende und vollständige Bild eines Mannes mit angeborener beiderseitiger Hüftgelenksluxation. Es ist nicht der „hinkende“ Feuerbeherrscher, wie Voß übersetzt, denn Hinken beruht auf einseitiger Beinschädigung, und nicht der Hephaistos mit nach hinten gerichteten Füßen, wie er auf einem nachhomerischen Vasenbilde dargestellt wird, auch kein mythischer Vorgänger des Teufels mit dem Pferdefuß, wie ein phantastischer Erklärer gemeint hat; sein Gang ist vielmehr humpelnd, wankend oder watschelnd, denn „mühsam strebten daher die schwächlichen Beine“,

χωλεύων· ὑπὸ δὲ κνῆμαι ῥώοντο ἀραιαί (Il. 18, 411).

Dabei läßt er sich einmal (Il. 18, 416—418) stützen von goldenen Jungfrauenautomaten aus eigener Werkstatt, die ihm als bequeme Krücken dienen. Sein Gang erregt bei den Göttern, als er sie, Nektar einschenkend, eifrig umwandelt, unauslöschliches Gelächter (Il. 1, 599—600). Daß sein Fehler angeboren ist, sagt er selber, Od. 8, 310—312: „mit gebrechlichen Beinen bin ich geboren, und niemand ist schuld daran, als meine beiden Eltern; hätten sie mich doch nimmer gezeugt!“

αὐτὰρ ἐγώ γε
ἠπεδανὸς γενόμην· ἀτὰρ οὔ τί μοι αἴτιος ἄλλος,
ἀλλὰ τοκῆε δύω, τὼ μὴ γείνασθαι ὄφελλον.

Il. 18, 394—405 erzählt er, wie ihn seine Mutter zu töten versuchte, als sie seine Lahmheit (χωλὸν ἐόντα) bemerkt hatte, indem sie ihn vom Olymp herab ins Meer stürzte, wo ihn aber die Okeanostöchter Eurynome und Thetis auffingen, in Sicherheit brachten und aufzogen. Als Erwachsener wird er nach Il. 1, 589—594 noch einmal, diesmal vom erzürnten Vater, erdwärts geschleudert, wobei seine Beinschwäche natürlich nicht mehr erwähnt wird. Die unachtsamen Scholiasten zu I 592 machen das angeborene Übel mit Unrecht zu einem erworbenen, indem sie es auf den zweiten Sturz zurückführen.

Wie zum Ausgleich seiner schwachen Beine ist Hephaistos mit beiden Händen geschickt (*ἀμφιγυήεις*) wie unter den Menschen Asteropaios (Il. 21, 163), der mit beiden Armen zugleich Lanzen warf, da er ein Ambidexter (*περιδέξιος*) war.

Wenden wir uns nun vom Olymp zur troischen Ebene, so finden wir im Heere der Achaier einen krüppelhaften Menschen, den Thersites (Il. 2, 211—219). Er wird als ein dem Adel aufsässiger Plebejer geschildert, der sich durch den Mangel an Ehrfurcht vor den Fürsten, durch vorlaute und sarkastische Kritik und ewiges Krakeelen im Heere verhaßt gemacht hat. Ihm hat der Dichter eine Reihe körperlicher Fehler zugeteilt: Er hat einen Turmschädel (*ὕπερθεν φοξὸς ἔην κεφαλήν*) mit spärlichem Wollhaar (*ψεδνὴ δ' ἐπενήνοθε λάχνη*), Schielaugen (*φολκός*), krumme, gegen die Brust gerichtete Schultern (*τὼ δέ οἱ ὤμω κυρτώ, ἐπὶ στῆθος συνοχωκότε*) und hinkte (*χωλός*). Diese körperlichen Fehler kommen zwar alle nicht selten vor, aber wohl niemals bei ein und demselben Menschen. Er ist also nicht nach einem Vorbilde gezeichnet, wie der hinkende Hephaistos, sondern eine Karikatur, die der höfische Dichter geschaffen hat, um seinem Haß gegen den plebeischen Aufwiegler Ausdruck zu verleihen.

Immerhin beruht diese Verknüpfung körperlicher Mängel mit hochfahrendem und anmaßendem Auftreten auf der richtigen Beobachtung, daß manche von der Natur Vernachlässigte danach streben, ihr unschönes Äußere durch ein selbstgefälliges und überhebliches Gebaren, die sog. Zwergenpsychose, vergessen zu machen; aber der Dichter betrachtete körperliche und geistige Mängel keineswegs als notwendig zusammengehörig, denn er erwähnt auch Mißgestaltete ohne Abscheu oder Verachtung und wird ihrer Persönlichkeit gerecht. So läßt er den Herold Eurybates trotz seines Buckels (*γυρὸς ἐν ὤμοισιν*, Od. 19, 246—248) von Odysseus wegen seiner Verständigkeit hochschätzen, und den Dolon (Il. 10, 316), der häßlich war, rühmt er, wie zum Ausgleich, als guten Läufer.

Fremde Völkertypen.

Eine Kunde von fremden Völkertypen findet sich in beiden Epen. Im Norden wohnen die Hippemolgen, die sich von Pferdemilch nähren (Il. 13, 5—6), wahrscheinlich ein skythisches Nomadenvolk, im Süden, gegen Ost und West geteilt, die Aithiopen (Il. 1, 423; 23, 206; Od. 1, 22—24; 4, 84; 5, 282), deren Name eine dunkle Hautfarbe andeutet, und am Rande des Okeanosstromes die Pygmaien (Il. 3, 3–7), zu denen die Kraniche in ihrem Herbstzuge fliegen, um ihnen Tod und Verderben zu bringen. Man hält die Pygmaien für das im inneren Afrika von Schweinfurth entdeckte Zwergvolk der Akka, denn dazu stimmt es gut, daß der Zug der Kraniche in das innere Afrika geht, und daß man nur von einem Zwergvolke ein Unterliegen im Kampf mit Kranichen annehmen konnte.

Das Knochengerüst und die formgebenden Weichteile des Körpers.

Daremberg hat die homerischen anatomischen Kenntnisse in der Weise abgehandelt, daß er alle vorkommenden Bezeichnungen für Körperteile und Organe alphabetisch ordnete und jede für sich besprach. Er hat damit sich die Abhandlung leicht und dem Leser die Übersicht schwer gemacht. Wir werden das anatomische Wissen des Dichters anschaulicher darstellen, wenn wir nicht lexikalisch, sondern systematisch vorgehen und dabei auch zu zeigen versuchen, auf welche Weise man schon lange vor der Zeit des Dichters auch ohne Opferschlachtungen von Menschen (s. S. 8) zur Kenntnis anatomischer Einzelheiten gekommen sein mag.

Welche Möglichkeiten seit Urbeginn den Menschen und insbesondere den homerischen Griechen geboten waren, Formen und Verbindungen der Knochen dem Gedächtnis einzuprägen, ist bereits auf S. 6 erörtert worden. Ilias und Odyssee enthalten von diesem erworbenen Wissen zwar nichts im Zusammenhang, aber wir erfahren aus vielen Schilderungen von Kriegs- und Friedensverletzungen mancherlei Einzelheiten von den Knochen und Gelenken.

Beide Epen bezeichnen den lebenden wie den toten (gebleichten) Knochen als weiß (*ὀστέα λευκά* an vielen Stellen). Sie kennen auch das Knochenmark, *μυελός* (*ὀστέα μυελόεντα*) bei Mensch (Od. 9, 293) und Tier (Il. 23, 501) und nennen das Rückenmark (genauer gesagt das Halsmark) ebenfalls *μυελός* (Il. 20, 481—483), weil es den knöchernen Wirbelkanal ausfüllt wie das Knochenmark den Röhrenknochen, und in Farbe und Konsistenz dem Knochenmark ähnlich ist. Sie machen sich also schon der gleichen Ungenauigkeit schuldig wie wir noch heutzutage. In der Odyssee (2, 290; 20, 108) heißt die Gerste metaphorisch Mark der Männer.

Nur wenige Knochen werden besonders benannt, und wir erfahren oft nur, daß ein an bestimmter Stelle in den Körper gedrungenes Geschoß den Knochen verletzt habe. Welcher Knochen dabei gemeint ist, bleibt uns aber infolge der Angabe des Sitzes der Wunde, mitunter auch der Richtung des Geschosses, nicht zweifelhaft. Die Bezeichnungen für Arme und Beine sowie für deren einzelne Teile werden bald für den ganzen Körperteil, bald für seinen oder seine Knochen allein gebraucht.

Im einzelnen ist von den Knochen folgendes zu sagen:

Der Schädel als ganzes (*κρανίον*) wird nur beim Pferde erwähnt (Il. 8, 84), während bei der häufigen Zertrümmerung menschlicher Schädel vom Zerbrechen aller Knochen des Kopfes (Il. 12, 384 bis 385; Od. 12, 411—414), oder auch kurz der Knochen geredet wird, woraus hervorgeht, daß der Dichter die Zusammensetzung des Schädels aus einzelnen Knochen gekannt hat.

Die Halswirbel heißen *ἀστράγαλοι* (z. B. Il. 14, 465—466; Od. 10, 560) und einmal *σφονδύλιοι* Il. 20, 482—483). Von dem obersten Halswirbel erfahren wir Il. 14, 465—466, daß er Kopf und Hals verbindet. Die Rückenwirbelsäule wird nur beim Tier genannt (*ἄκνηστις*, Od. 10, 161).

Von den Knochen des Brustkorbs finden wir allein die Rippen (*πλευραί*, Il. 11, 435—437) erwähnt. *Στέρνον* ist nicht das Brustbein der späteren Nomenklatur, sondern die mittlere Brustgegend.

Ὦμος bedeutet sowohl das Schulterblatt als auch die ganze Schultergegend. Vom Schlüsselbein (*κληΐς*) ist im Abschnitt „Körperregionen" das nötige zu sagen.

Die Gelenke heißen *ἅψεα* (Od. 4, 794), auch *γυῖα* (*γυῖα ποδῶν*, Il. 13, 512), was sonst die Glieder im ganzen bezeichnet. Genauer beschrieben ist nur das Hüftgelenk (s. unten).

Der Arm bzw. seine einzelnen Teile tragen folgende Namen:

Βραχίων bezeichnet den ganzen Arm Od. 18, 69, den Oberarm Il. 16, 510; 12, 389. Dessen oberster Teil nahe der Schulter heißt *πρυμνὸς βραχίων* (Il. 16, 322—325). *Πῆχυς* ist der ganze Arm (Il. 5,

2*

314; Od. 23, 240) und einmal (Il. 21, 166) nach Daremberg der Ellenbogen, der sonst an vielen Stellen ἀγκών heißt. Χείρ, gewöhnlich die Hand, steht aber auch für den ganzen Arm (z. B. Il. 5, 81) und für den Vorderarm (Il. 20, 478—480). Χεὶρ ἄκρη (Il. 5, 336) ist die Hand zum Unterschied vom Arm. Die Handwurzel, d. h. das Handgelenk mit den Mittelhandknochen wird als χεὶρ ἐπὶ καρπῷ bezeichnet. Ὠλένη ist nur im Adjektiv λευκώλενος, weißarmig, erhalten. Die flache Hand geht unter drei Bezeichnungen: παλάμη (z. B. Il. 1, 238), ἀγοστός (z. B. Il. 11, 425; 13, 508. 520), θέναρ (Il. 5, 336—339).

Ἰσχίον ist beim Tier die Hüftgegend (Il. 8, 340), beim Menschen aber das Hüftbein und nicht das Hüftgelenk, wie Daremberg und Buchholz meinen. In ihm befindet sich die Gelenkpfanne (κοτύλη), in der sich der Oberschenkelknochen (μηρός) dreht (Il. 5, 302—308).

Kniegelenk und Kniegelenkgegend heißen γόνυ, Kniekehle κώληψ und ἰγνύη.

Daß der Unterschenkel (κνήμη) zwei Knochen hat, deutet der Dichter (Il. 4, 517—523) an, indem er einen Steinwurf die Knochen des Unterschenkels zermalmen läßt.

Σκέλος (Il. 16, 314) ist der oberste Teil des Unterschenkels, die Wadengegend. Am Fuß (πούς) werden genannt: der Rist oder Spann (ταρσός, Il. 11, 376), was fälschlich als Fußsohle gedeutet worden ist (ein Pfeil dringt durch ihn und heftet den Fuß an den Boden); ferner Ferse und Knöchel (πτέρνη und σφυρόν), zwischen denen Achilleus der Leiche des Hektor einen Riemen durchzieht, um sie zu schleifen (Il. 22, 397).

Das Knochengerüst wird umhüllt von den weichen Teilen, Haut, Fett und Fleisch.

Die Bezeichnungen für Haut: δέρμα, χρώς und ῥινός haben im wesentlichen die gleiche Bedeutung, nämlich Haut im populären Sinne, wobei auch oberflächliche Fett- und Muskellagen mit einbegriffen sein können, wie z. B. wenn Hunde und Aasgeier einer Leiche „die Haut von den Knochen (ῥινὸν ἀπ' ὀστεόφιν, Od. 14, 134) reißen", oder wenn ein Speerwurf die „ganze Haut" von den Rippen schält (πάντα δ' ἀπὸ πλευρῶν χρόα ἔργαθεν, Il. 11, 437). Auch steht Haut für den ganzen Körper, wenn z. B. die Rüstung „Hektors Haut umhüllt" (Il. 22, 322), oder wenn dem ans Ufer gespülten schiffbrüchigen Odysseus „die ganze Haut" geschwollen ist (*ᾤδεε δὲ χρόα πάντα*, Od. 5, 455).

Zur Haut gehört das Haar: *χαίτη* und *θρίξ* Kopfhaar, *γενειάς* Barthaar, *ὀφρύς* Augenbraue. Agamemnon rauft sich das Haupthaar mit den Wurzeln aus (*προθελύμνους ἕλκετο χαίτας*, Il 10, 15). Die Brusthaut der Männer ist zottig behaart (*στήθεσσιν λασίοισι*, Il. 1, 189).

Vom Fett des Menschen (*δημός*) erfahren wir nur, daß es weiß ist (Il. 11, 818), und daß eine Fettlage die Nieren umhüllt. Das Fett der Tiere heißt selten *δημός*, sondern gewöhnlich *κνίση*, ebenso wie der Dampf des beim Opfer verbrannten Tierfettes.

Das Fleisch oder der Muskel geht unter den Bezeichnungen *κρέας*, *σάρξ* und *μυών*. Wie Daremberg gezeigt hat, bedeutet *κρέας* Fleisch im populären Sinne, d. h. alle weichen Teile, die bei Mensch und Tier die Knochen umhüllen, während *σάρξ* für die Muskeln allein, und zwar nur beim Menschen, gebraucht worden zu sein scheint (*σάρκες δὲ περιδρομέοντο μέλεσσιν*, Od. 18, 77). *Μυών* kommt nur zweimal (Il. 16, 314—315 und 324) vor und bedeutet die stark hervortretende Rundung des Schulter- bzw. Wadenmuskels.

Die aus den Weichteilen sicht- und fühlbar sich heraushebenden derben oder gespannten Stränge wurden alle als „das Gespannte" (*τένων*, auch *νεῦρον*) bezeichnet, einerlei, ob es sich um Muskeln wie am Nacken (Il. 14, 466) oder um Sehnen wie in der Ellenbeuge (Il. 20, 478) und zwischen Knöcheln und Ferse (Il. 22, 395—398) handelte. Daß Muskeln und Knochen durch Sehnen verbunden werden, erfahren wir aus Od. 11, 219, wo die Sehnen *ἶνες* heißen.

Das bei Homer mit *τένων* gleichsinnige Wort *νεῦρον* ist oft fälschlich mit Nerv übersetzt worden. Periphere Nerven kennt aber die homerische Dichtung nicht. Das hat Daremberg richtig erkannt; um so mehr muß man staunen, daß er in einer Anmerkung die Bogensehne des Pandaros (*νεῦρα βόεια*, Il. 4, 122) für aus dem Nervus ischiadicus des Rindes gefertigt hält, also doch wieder *νεῦρα* als Nerv versteht. Wie die Bogensehne des Odysseus aus Schafdarm bestand (*ἔντερον οἰός*, Od. 21, 408), so wird auch wohl die *νεῦρα βόεια* des Pandaros aus Rindsdarm, aber nicht aus dem für eine Bogensehne ganz unbrauchbaren Nervus ischiadicus bestanden haben.

Die Körperregionen und die Eingeweide nebst ihren gegenseitigen Lagebeziehungen (Topographische Anatomie).

Die im vorstehenden Abschnitte besprochenen formbestimmenden Teile des Körpers, die durch Schauen und Tasten leicht erkennbar sind, gaben dem Dichter die Möglichkeit, an der Körperoberfläche scharf begrenzte Gebiete zu bezeichnen, die meist besondere Namen trugen. In der Beschreibung mancher Verletzungen lernen wir eine oder mehrere Grenzen solcher Regionen kennen, und in anderen Fällen erfahren wir sie aus mehreren Schilderungen von Verwundungen an gleichen Stellen, wobei bald die Grenze nach der einen, bald die nach der anderen Richtung angegeben wird.

Die wichtigsten dieser Regionen an Kopf, Hals und Rumpf sind folgende:

Die Stirn (*μέτωπον*) ist in Wundbeschreibungen nach unten von den Augenbrauen (*ὀφρύες*, Il. 15, 102; 23, 396) und der Nasenwurzel (*ῥινὸς ὑπὲρ πυμάτης*, Il 13, 615—616) begrenzt. *Ὀφρύς* ist hier ebensowohl die Augenbraue als der obere knöcherne Rand der Augenhöhle, dem sie aufsitzt (Daremberg).

Die Ohrgegend ist nach unten begrenzt durch den Unterkiefer (*γναθμός*, z. B. Il. 13, 671) und durch den Hals (*αὐχήν*, Od. 18, 96).

Als Grenzen des Halses (*αὐχήν* und *δείρη*) werden angegeben: nach oben Hinterhaupt (*ἰνίον*, Il. 5, 73), Ohrgegend, Unterkiefer (*γναθμός*) und Mundboden (*λαιμός*); nach unten Rücken (*νῶτον*, Il. 5, 147), Schultern (*ὦμοι*, Il. 5, 147), Schlüsselbeine (*κληῖδες*, Il. 21, 116 bis 118) und Brust. Die Stelle, wo das Schlüsselbein „Hals und Brust trennt", oder wo die beiden Schlüsselbeine „von den Schultern herkommend den Hals begrenzen" (*ᾗ κληῖδες ἀπ' ὤμων αὐχέν' ἔχουσιν*, Il. 22, 324 und *ὅθι κληὶς ἀποέργει αὐχένα τε στῆθος*, Il. 8, 325—326) wird vom Dichter *λαυκανίη*, von den heutigen Anatomen jugulum genannt (Il. 22, 324—325) und gilt als besonders gefährlich (Il. 8, 327), denn hinter ihr liegt die Luftröhre (*ἀσφάραγος*).

Die Brust (*στῆθος*) wird, wie eben gesagt, vom Halse durch die Schlüsselbeine getrennt. Ihre vordere Wand heißt *στέρνον*, deren Mitte, zwischen den Brustwarzen (*μαζοί*), *μεταμάζιον*. Wunden in der Nähe (*ὑπό, ὑπέρ, κατά, παρά*) einer Brustwarze werden häufig erwähnt.

Am Rücken (νῶτον, μετάφρενον) werden die Stelle zwischen den Schulterblättern (ὤμων μεσσηγύς) und das Gesäß (γλουτός) besonders genannt.

Am Bauch (γαστήρ) unterschied man: die Nabelgegend (παρ' ὀμφαλόν, μέση γαστήρ und πρότμησις, Il. 11, 423); ferner die Strecke zwischen Nabel und Scham, deren Verwundung für besonders schmerzhaft galt (Il. 13, 367—368); die seitlichen Teile des Unterleibs (νειαίρη γαστήρ, λαπάρη, ἰξύς, κενεών); die Leistengegend (βουβών) und die Schamgegend (αἰδοῖα, in der Odyssee auch μήδεα).

Diese Einteilung der Körperoberfläche in natürlich begrenzte Gebiete machte es dem Dichter möglich, die Lage innerer Organe in bezug auf die Körperoberfläche anzugeben. Hierdurch ist er zum Begründer der topographischen Anatomie geworden. Wenn er die Stelle des Eindringens und des Wiederaustretens eines Geschosses bezeichnet und beifügt, welches innere Organ dabei durchbohrt wurde, so ist dessen Lage bestimmt durch eine gerade Linie, die wir uns durch Ein- und Ausschußwunde gelegt denken, so z. B. die Lage der Harnblase bei einem Speerwurf oder Pfeilschuß, der einem Fliehenden von hinten her rechts oben ins Gesäß fuhr, die Blase von hinten oben nach vorn unten (κατὰ κύστιν) durchbohrte und „unter dem Knochen" (ὑπ' ὀστέον), worunter das Schambein gemeint ist, wieder hervorkam (Il. 5, 66—67; 13, 651—655[1]). Auch wenn Einschuß- und Auschußstelle genannt und dabei ein nahe gelegenes Organ ausdrücklich als nicht verletzt bezeichnet wird, erhalten wir einen Einblick in die guten topographisch-anatomischen Kenntnisse des Dichters. So Il. 16, 345—350, wo ein Speer von oben her einem Kämpfer in den Mund (κατὰ στόμα) dringt, die Zähne und die Knochen (nämlich des Gaumens) zerschmettert, unter dem Hirn (ὑπ' ἐγκεφάλοιο) weiter geht und hinten, also am Nacken, herauskommt. Dringt das Geschoß nicht durch den Körper hindurch, ist also nur ein Einschuß vorhanden, so können wir bisweilen aus dessen Stelle und der angegebenen Richtung des Geschosses erkennen, daß der Dichter die Lage eines dabei getroffenen inneren Organs genau

[1] Richtig verstanden wurde diese Verwundung von Malgaigne: „la lance avait donc probablement traversé le grand trou sciatique, la vessie, l'arcade des pubis"; nicht verstanden von Daremberg: „le fer pénétra par la fesse sous l'os (os des iles) et arriva vers la vessie".

kannte. So weiß der Schilderer des Freiermords, daß die Leber vorn zum Teil von der Brustwand gedeckt wird, denn er läßt Od. 22, 82—83 einen von einem erhöhten Standort abgeschossenen Pfeil, der die Brust eines tiefer Stehenden bei der Brustwarze (*στῆθος παρὰ μαζόν*) trifft, in die Leber (*ἧπαρ*) dringen, während ein Speerwurf über der Brustwarze (*στέρνον ὑπὲρ μαζοῖο*, Il. 4, 527—528) die Lunge (*πνεύμων*) trifft.

So gute Kenntnisse der Lage innerer Organe waren natürlich am leichtesten am Kopf zu gewinnen. Wenn die Schädelhöhle, die man ja aus Skeletfunden sehr wohl kannte, durch einen gewaltigen Speer- oder Steinwurf oder durch einen Hieb breit eröffnet wurde, lag das Hirn (*ἐγκέφαλος*) frei, und man konnte leicht erkennen, daß es die ganze Schädelhöhle ausfüllte. Ähnlich war es mit dem Halsmark (*μυελός*) im Wirbelkanal, wenn ein Schwerthieb durch den Hals den Kopf vom Rumpf getrennt hatte (Il. 20, 482—483).

Von den Eingeweiden (*ἔγκατα, σπλάγχνα, ἔνδινα* sind Brust- und Baucheingeweide; *ἔντερα, χολάδες* nur Baucheingeweide) konnte man nicht nur bei Verwundungen, sondern auch am gesunden Menschen manche Kenntnis erhalten.

So gründete sich die erste Kenntnis vom Herzen und seiner Lage offenbar auf Beobachtungen, die der Mensch von Urbeginn an bei sich selbst machen konnte. Daß einer bestimmten Stelle der Brustwand ein pochendes Organ innen anliegt, war leicht zu fühlen; so heißt es z. B. Il. 13, 282 von dem ängstlich Zagenden, daß ihm das Herz gewaltig gegen die Brustwand schlägt: *ἐν δέ τέ οἱ κραδίη μεγάλα στέρνοισι πατάσσει*. Da dieses Pochen auch beim Tiere zu fühlen ist, konnte ebensowohl beim Tierschlachten, wie auch bei Opferschlachtungen von Menschen leicht erkannt werden, daß es vom Herzen ausgehen mußte. Daß es durch rhythmische Vergrößerung und Verkleinerung des Herzens entsteht, lag nahe und kommt auch einmal in der Ilias (13, 438—444) zum Ausdruck: Ein Lanzenstoß dringt einem Troer in die Brust, und der Schlag des Herzens läßt den Lanzenschaft erzittern. Wird die Herztätigkeit durch mächtige Gemütserregung oder durch körperliche Anstrengung gesteigert, so spüren wir, wie das Herz an die Rippen pocht und wie die Halsadern schlagen, ja wir hören unsere bis zu den Ohren fortgeleiteten Herztöne. Solche Wahrnehmungen werden geschildert mit den Worten: „das Herz springt mir aus der Brust heraus" (*κραδίη δέ μοι ἔξω στηθέων ἐκθρώσκει*, Il. 10, 94—95), oder „das Herz schlägt mir zum Munde hinauf", *ἐν δέ μοι αὐτῇ στήθεσι πάλλεται ἦτορ ἀνὰ στόμα* (Il. 22, 451—452), und Od. 20, 13—16 vergleicht der Dichter den bei gewaltiger Erregung dem Odysseus hörbar gewordenen eigenen Herzschlag mit dem Bellen eines gereizten Hundes. Solche Selbstbeobachtungen mögen schon frühzeitig eine Vorahnung vom Vorhandensein großer Blutbahnen als Ausläufer des Herzens bis in den Hals und Kopf hinein erweckt und zu ihrer Aufsuchung bei der Opferschlachtung von Menschen angeregt haben. Eine wirkliche Kenntnis solcher Gefäße, die nur durch Leichenöffnungen zu erlangen war, zeigt nämlich der Dichter (Il. 13, 546 bis 547), wo er die Verletzung einer Ader (*φλέψ*) erwähnt, „die den Rücken hinauflaufend durch den Hals geht":

— — — — *ἀπὸ δὲ φλέβα πᾶσαν ἔκερσεν,*
ἥ τ' ἀνὰ νῶτα θέουσα διαμπερὲς αὐχέν' ἱκάνει.

Um welches Blutgefäß es sich hier handelte, hat den Erklärern bisher große Schwierigkeiten gemacht, weil sie von einer Gefäßbeschreibung im Corpus Hippocraticum[1] ausgingen und nach einer Übereinstimmung der klaren und richtigen homerischen Beschreibung mit der schwer verständlichen und nur zum Teil richtigen hippokratischen suchten. Der Medizinhistoriker Daremberg und der Anatom Reichert haben sich dabei verleiten lassen, eine überhaupt nicht existierende Gefäßbahn als die von Homer beschriebene hinzustellen, indem sie eine außen am Rücken verlaufende Vene als die homerische konstruierten und mit der äußeren Halsblutader (Vena jugularis externa) in Verbindung treten ließen, und der Philologe Buchholz hat diese falschen Erklärungen weiter verbreitet. Alle drei Autoren haben das *ἀνὰ νῶτα θέουσα* so verstanden, als ob das Gefäß hinten am Rücken zu suchen sei, wo gar keine großen Gefäße verlaufen, während es sich an der vorderen Rückenwand, das ist hinten in der Brusthöhle findet. Die Hinterwand der Brusthöhle wird ja auch in der pseudohippokratischen Schrift „über die Kunst" als Rücken bezeichnet, denn es heißt da vom Rücken, daß ihm die Lunge angelagert ist (*νῶτον πρὸς ᾧ ὁ πλεύμων*). Also ist die homerische *φλέψ* eine der großen Gefäßbahnen, die beiderseits vom Herzen durch den Hals bis in die Schädelhöhle gehen: Aorta mit ihrer Fortsetzung

[1] Hippokrates, de locis in homine, Cap. III.

Carotis und Vena cava mit ihrer Fortsetzung Vena jugularis interna.

Die bei Erregungen aller Art in der Herzgrube und in der Brust entstehenden beklemmenden Gefühle führten dazu, daß die homerischen Griechen den Sitz der starken Gemütsbewegungen, ja sogar des grübelnden und quälenden Denkens in das Herz und seine Nachbarschaft (Herzbeutel, Zwerchfell, Brust) verlegten. Demgemäß bedeuten die Worte für Herz (*καρδίη, κραδίη, κῆρ, ἦτορ*), Herzbeutel (*φρένες*), Zwerchfell (*πραπίδες*) und Brust (*στῆθος*) bald das körperliche Organ, bald die darin waltenden Affekte. Oft wird dabei das eine Organ als in dem andern liegend genannt, wie z. B. Il. 8, 413: *τί σφῶιν ἐνὶ φρεσὶ μαίνεται ἦτορ*; „was rast euch das Herz im Herzbeutel?" oder Il. 19, 167—170, wo vom gesättigten Krieger gesagt wird, er habe ein kühnes Herz im Herzbeutel" (*θαρσαλέον νύ οἱ ἦτορ ἐνὶ φρεσίν*). Man kann manchmal zweifeln, welches Wort bei solchen Wendungen im körperlichen und welches im übertragenen Sinne gebraucht sei; wenn aber bei Verletzungen das Herz als im Herzbeutel (*φρένες*) liegend genannt wird, stehen beide Teile in rein körperlicher Bedeutung. So Il. 16, 481, wo Patroklos seinen Speer dem Sarpedon dahin schleudert, „wo der Herzbeutel das Herz umhüllt":

ἀλλ' ἔβαλ', ἔνθ' ἄρα τε φρένες ἔρχαται ἀμφ' ἀδινὸν κῆρ.

Aus allen diesen Stellen ergibt sich, daß bei Homer *φρένες* Herzbeutel heißt und nicht Zwerchfell, wie man bisher mit Voß falsch übersetzt hat, und wie es auch noch in unseren Wörterbüchern steht, obwohl Malgaigne schon 1842 den richtigen Sachverhalt erkannt hatte. So ist auch in der sehr instruktiven Stelle Od. 9, 299—302 mit *φρένες* nicht das Zwerchfell, sondern der Herzbeutel gemeint. Odysseus berichtet da, wie er den Kyklopen töten wollte, folgendermaßen:

τὸν μὲν ἐγὼ βούλευσα κατὰ μεγαλήτορα θυμὸν
ἄσσον ἰών, ξίφος ὀξὺ ἐρυσσάμενος παρὰ μηροῦ,
οὐτάμεναι πρὸς στῆθος, ὅθι φρένες ἧπαρ ἔχουσιν,
χείρ' ἐπιμασσάμενος.

Das ist freilich schwer in anschaulicher Weise übersetzbar, weil der Gedankengang zum Teil nur zwischen den Zeilen zu lesen ist. Zum Verständnisse müssen wir uns die Lage vergegenwärtigen, in der Odysseus seinen Plan, der aber nicht ausgeführt wurde, klug ausgedacht hatte. Er und seine Gefährten waren mit dem schlafenden Kyklopen in dessen dunkler Höhle eingeschlossen. Wenn er nun sich und seine Gefährten befreien wollte, ohne im Kampfe mit ihm zu unterliegen, so mußte er ihm einen sofort tödlichen Stoß versetzen. Dies war am besten zu erreichen, wenn der Stoß gegen das Herz gerichtet wurde. Hierzu mußte die Waffe in die Brusthöhle (*πρὸς στῆθος*) eindringen. Damit nun nicht Brustbein und Rippen den Stoß aufhielten oder ablenkten, wählte Odysseus die Herzgrube unter dem Rippenbogen, den er in der Dunkelheit, ohne den Schlafenden zu erwecken, leicht abtasten konnte (*χείρ' ἐπιμασσάμενος*), um dort in der Richtung gegen die Stelle einzustoßen, ,,wo der Herzbeutel an die Leber grenzt (*ὅθι φρένες ἧπαρ ἔχουσιν.*). Natürlich sollte der Stoß nicht dem Herzbeutel, sondern seinem Inhalt, dem Herzen, gelten und mußte zwischen Leber und Herzbeutel auch das Zwerchfell durchbohren; da aber die Basis des Herzbeutels in ihrer ganzen Ausdehnung mit dem Zwerchfell verwachsen ist, also mit ihm scheinbar eine Gewebslage bildet, genügte es zu sagen: ,,wo der Herzbeutel an die Leber grenzt''[1].

Das Zwerchfell wird bei Homer niemals *φρένες*, sondern stets *πραπίδες* genannt, nämlich dreimal im anatomischen Sinne zur Lagebezeichnung der Leber (*ἧπαρ ὑπὸ πραπίδων*, z. B. Il. 11, 578), sonst aber nur im übertragenen Sinne als Sitz der Affekte.

Das Beiwort der *φρένες: ἀμφιμέλαιναι* (z. B. Il. 1, 103—104; 17, 499) wird nie im anatomischen, sondern nur im übertragenen Sinne gebraucht und heißt rings umdunkelt, also in der Verbindung mit *φρένες* umdüstertes Gemüt.

Von den Beiwörtern des Herzens bedeutet *ἀδινόν* (Il. 16, 481) ,,fest'', wobei aber nicht klar ist, ob das im übertragenen Sinne als ,,standhaft'' oder im anatomischen als ,,von fester Beschaffenheit'' aufzufassen ist. Für die anatomische Deutung spricht, daß der Herzmuskel derber und fester ist als die Körpermuskulatur.

Ein anderes Beiwort, das den Herzen des Pylaimenes (Il. 2, 851) und des Patroklos (Il. 16, 554) beigelegt wird, ist *λάσιον*, behaart,

---

[1] *Ὅθι φρένες ἧπαρ ἔχουσιν* heißt nicht ,,wo der Herzbeutel die Leber hält'', sondern ,,wo er an sie grenzt. Denn bei anatomischen Beschreibungen in Ilias und Odyssee heißt *ἔχειν* nicht ,,haben'' oder ,,halten'', sondern ,,begrenzen'', wie z. B. auch Il. 22, 324, wo die Schlüsselbeine, von der Schulter kommend, den Hals begrenzen (*ᾗ κληῖδες ἀπ' ὤμων αὐχέν' ἔχουσιν*).

zottig. Es wird an diesen Stellen erst dadurch verständlich, daß es auch von der Brust des Achilleus (Il. 1, 189) gebraucht wird. Die behaarte Brust ist ein sekundärer Geschlechtscharakter des Mannes und gilt dem Dichter als ein Zeichen männlicher Kraft. Wenn nun *λάσιον* bei Pylaimenes und Patroklos mit dem Herzen (*κῆρ*) in Verbindung gebracht wird, so geschieht das im übertragenen Sinne [1].

Κυδάλιμον κῆρ, ein edles Herz (Il. 10, 16), wird auch dem Löwen zugeschrieben (Il. 12, 45), ebenso wie *ἄλκιμον ἦτορ*, ein starkes Herz (Il. 20, 169).

Fassen wir nun kurz zusammen, was die homerischen Dichtungen von den Brustorganen und ihrer Lagerung wissen. Die Lunge ist von der Leber durch das Zwerchfell abgegrenzt. Die Leber wird zum Teil von der Brustwand gedeckt, und ihre obere Grenze projiziert sich so auf der Brustwand, daß ein nahe bei der Brustwarze von oben her treffender Pfeil in sie eindringt, während bei etwas höher oben gelegenem Einschuß die Lunge getroffen wird. Das Herz liegt der vorderen Brustwand an und wird vom Herzbeutel umhüllt, dessen Basis mit dem Zwerchfell verwachsen ist. An der Hinterwand der Brusthöhle steigen Blutgefäße durch den Hals hinauf.

Benennung und Einteilung des Bauches in Regionen sind schon S. 23 angeführt. Von den Lagebeziehungen der Leber zum Zwerchfell bzw. dem Herzbeutel und der Lunge wurde schon auf S. 26 und 28 das nötige gesagt. Der Magen und die Gebärmutter werden bald *γαστήρ*, das auch Bauch heißt, bald *νηδύς* genannt. Aus großen Bauchwunden fallen bisweilen Därme (*ἔντερα* und *χολάδες*) vor. Das Netz (*δέρτρον*) deckt die Leber des Tityos (Od. 11, 578—579). Der Harnblase (*κύστις*) und ihrer Lagerung wurde auf S. 23 bereits ausführlich gedacht.

---

[1] Neuerdings ist von Immisch und dem Pathologen Aschoff (Die Krankheit des Hermogenes, Philol. Wochenschr. 1922, S. 736) an das *λάσιον κῆρ* erinnert worden. Man hat nämlich bei der Sektion des Hermogenes aus Tarsos der zur Zeit des Marc Aurel lebte, ein „behaartes" Herz (*καρδία τετριχωμένη*) gefunden, einen Zustand, der allerdings nichts mit Haaren zu tun hat, sondern durch zottige Fibrinauflagerungen entsteht und deshalb Zottenherz genannt wird. Bei den kraftstrotzenden homerischen Helden kann dieser Zustand nicht vorgelegen haben, weil er sich nur infolge schweren Siechtums entwickelt.

Die Nieren werden nicht genannt, wohl aber das Fett, in das sie eingelagert sind (*δημὸς ἐπινεφρίδιος*, Il. 21, 204). Auch zu dieser Kenntnis konnte nur die Zerlegung menschlicher Leichen geführt haben.

Die Luft- und Speisewege.

Für Nase wird *ῥίς* sowohl in der Einzahl (z. B. Od. 4, 445) als auch in der Mehrzahl *ῥῖνες* (z. B. Il. 14, 467; Od. 21, 301; 22, 475) gebraucht. *'Ρῖνες* heißen aber auch Od. 5, 456 und 22, 18 die Nasenlöcher.

Die Bezeichnungen für den Mund sind *στόμα* und *μάσταξ*. *Στόμα* bedeutet vorzugsweise die Mundhöhle, in der das Zähneklappern zustande kommt (Il. 10, 375) oder durch die verschlucktes Seewasser ausgespieen wird (Od 5, 322—323), während *μάσταξ* die Mundöffnung bezeichnet, wenn z. B. einem der Mund zugehalten wird (Od. 4, 286—288; 23, 76).

Lippen, *χεῖλος*, Zähne, *ὀδόντες*, und Gaumen, *ὑπερῴη*, werden anatomisch nicht näher charakterisiert. Über die Bedeutung des „Zaunes der Zähne" (*ἕρκος ὀδόντων*) sind die Meinungen geteilt. Die einen verstehen darunter die zaun- oder palisadenartig angeordneten Zähne, die anderen aber die Lippen, die die Zähne außen decken. In der Wendung *ποῖόν σε ἔπος φύγεν ἕρκος ὀδόντων*, „welch ein Wort ist dem Gehege deiner Zähne entflohen", ist vielleicht die letztere Auffassung passender, weil die Lippen, nicht aber die Zähne, dem Sprechen dienen.

Der Kiefer heißt *γναθμός*, insbesondere der Unterkiefer (z. B. Il. 13, 671; 17, 617). In der Odyssee (z. B. 16, 175; 20, 347) wird auch die Wange *γναθμός* genannt, die sonst *παρειά* heißt. *Παρήιον* ist gleichbedeutend mit *γναθμός* und *παρειά* (Od. 19, 208; 22, 404—405; Il. 23, 690).

An der Zunge, *γλῶσσα*, werden die Mitte (*μέσση*) und die Wurzel (*πρυμνή*) besonders erwähnt.

Der Weg, durch den Speise und Trank gehen, also Schlund und Speiseröhre, wird Il. 19, 209—210 *λαιμός* genannt. Nach außen wird er in den Winkel zwischen Hals und Mundboden oder Kinn projiziert (Il. 13, 388, *λαιμὸν ὑπ' ἀνθερεῶνα*), also etwa zwischen Kehlkopf und Zungenbein, da wo sich der Selbstmörder die Kehle durchschneidet (Il. 18, 34, *δείδιε γὰρ, μὴ λαιμὸν ἀπαμήσειε σιδήρῳ*) und wo der Pfeil des Odysseus dem Antinoos in die Kehle dringt (Od. 22, 15—21). Daß dabei eine Blutung aus der Nase erfolgt, ist bei der offenen Verbindung der Nase mit dem Schlund begreiflich.

Auch *φάρυγξ* bedeutet Speiseweg, denn Polyphem erbricht durch ihn (Od. 9, 373—374). In weiterer Bedeutung steht *φάρυγξ* als Kehle im populären Sinne (Od. 19, 480), wo Odysseus der Eurykleia die Kehle zudrückt, damit sie nicht sprechen könne[1].

Wie *λαιμός* und *φάρυγξ* ist auch *λαυκανίη* der Weg, durch den Speisen und Trank gehen (Il. 24, 641—642). Nach außen hin wird sie Il. 22, 324—325 dahin projiziert, ,,wo die Schlüsselbeine, von den Schultern kommend, den Hals (nach außen) abgrenzen *ᾗ κληῗδες ἀπ' ὤμων αὐχέν' ἔχουσιν, λαυκανίην*. Hier liegt in der Mitte der *λαυκανίη* die Luftröhre mit dem Kehlkopf (*ἀσφάραγος*, Il. 22, 328—329).

Von der Verbindung der Luftröhre mit der Lunge wird nichts gesagt. Doch muß sie dem Dichter bekannt gewesen sein; denn nach einer schweren Kontusion der oberen Brustgegend spuckt Hektor Blut aus (Il. 14, 409—439).

Endlich steht *στόμαχος* in der Bedeutung Kehle oder Gurgel, zunächst bei Schlacht- und Opfertieren (Il. 3, 299 und 19, 266), aber auch einmal beim Menschen (Il. 17, 47—49).

Auge und Ohr.

Die Bezeichnungen für die Augen, *οἱ ὀφθαλμοί* und *τὼ ὄσσε*, sind ebenso umfassend wie das deutsche Wort, stehen also in der Bedeutung Augapfel und Augenlider (z. B. Il. 5, 291), sowie Augapfel allein (z. B. Il. 24, 637), während *ὄμματα* Sehorgane bedeutet (Il. 3, 217; Od. 5, 47). Die *φάεα* (Od. 16, 15) sind glänzende Augen. *Γλήνη* (Il. 14, 493 und Od. 9, 390) ist der mittlere, gefärbte und sehende Teil des Augapfels. Bei Rufus von Ephesus um die Wende des 1. und 2. Jahrh. n. Chr. ist *γλήνη* das Püppchen, nämlich das Spiegelbildchen, das man im Auge eines anderen sieht[2].

---

[1] Bei der späteren Erzählung dieses Vorgangs (23, 76) hat er ihr nicht die Kehle zugedrückt, sondern den Mund zugehalten — eine der nicht seltenen kleinen Vergeßlichkeiten des Dichters.

[2] Hirschberg: Geschichte der Augenheilkunde, in Gräfe-Sämisch, Handb. der Augenheilkunde, II. Aufl., Bd. 12. S. 186—187.

Die Augenbrauen heißen ὀφρύες (Il. 1, 528): κυανέῃσιν ἐπ' ὀφρύσι νεῦσε Κρονίων. Βλέφαρα sind die Augenlider. Als Odysseus das Auge des Polyphem ausbrannte, prasselten unter der Flamme die „Wurzeln" (σφαραγεῦντο δέ οἱ πυρὶ ῥίζαι, Od. 9, 390), wobei der Dichter anscheinend nur an die Wurzeln der Augenbrauenhaare, nicht an die der Wimpern gedacht hat, da er Augenwimpern weder hier noch sonst erwähnt.

Die Beiwörter kuhäugig (βοῶπις) der Here und eulenäugig (γλαυκῶπις) der Athene sind nach jetzt allgemeiner Annahme Überbleibsel aus einer Vorzeit, in der man sich die Götter in Tiergestalt dachte.

Die Sage vom einäugigen Polyphem ist wohl — natürlich in vorhomerischer Zeit — von der Kenntnis einäugiger menschlicher Mißgeburten ausgegangen.

Unter Ohr (οὖας, οὖς) versteht der Dichter bald das Gehörorgan (Il. 15, 129; 10, 535; Od. 12, 47), bald die Ohrmuschel (z. B. Il. 21, 455), bald den Gehörgang (Od. 12, 47 und 173—177).

Das Ohrläppchen (λοβός) der Weiber wird zum Anbringen von Ohrgehängen durchstochen (Il. 14, 182).

Über die Ohrgegend s. S. 22.

Homer als Begründer unserer heutigen anatomischen Nomenklatur.

Die anatomischen Kenntnisse in Ilias und Odyssee stehen, wie bereits Daremberg erkannt hat, kaum hinter denen des Corpus Hippocraticum zurück. Homer hat fast alle wichtigeren inneren und äußeren Teile des Körpers gekannt und genannt, und seine anatomische Nomenklatur ist die des Hippokrates geworden und bis heute die technische Sprache der Ärzte geblieben.

Es sei gleich hier hinzugefügt, daß auch die homerische Bezeichnung der Heilmittel als Pharmaka in unserer Bezeichnung Pharmakologie für Heilmittellehre erhalten ist, und daß Krankheitsnamen wie Asthma (ἆσθμα, Il. 15, 241) für Atemnot oder Beklemmung und Aphasie (ἀμφασία, Il. 17, 694—695) für Sprachstörung noch heute im gleichen Sinne gebraucht werden.

Physiologische Kenntnisse.

Zeugung und Geburt.

Die Liebe spielt, wie Finsler (I, 171) trefflich darlegt, im Gemütsleben des homerischen Menschen keine Hauptrolle. Freilich zürnt Achilleus, dem Agamemnon die Briseis raubt, nicht nur weil sie sein Beuteanteil war; aber der Dichter weist den weicheren Gefühlen einen untergeordneten Rang an (Il. 1, 112; 9, 342). Nausikaas naives Wohlgefallen an Odysseus führt nicht zu einem Liebesroman. Innig zeichnet der Dichter den Verzicht auf den geliebten Mann bei Kalypso; aber es ist doch ein Verzicht. „Alle diese Züge beeinflussen den Gang der Handlung wenig; es sind glänzende kleine Lichter, die der Dichter auf die große Geschichte streut. In dieser selbst aber leuchtet nicht das Mädchen, sondern die Frau und die Mutter hervor: Helene, Hekabe, Andromache, Arete, Penelope. So fehlt dem Handeln der Menschen Homers der Antrieb der Sinnlichkeit. Ihre Begierden sind kräftig und gesund und werden auch schon durch die tüchtigen leiblichen Übungen gemindert."

So ist es denn nicht auffällig, daß der geschlechtlichen Vereinigung Liebender zwar oft gedacht wird, jedoch meist nur formelhaft in wenigen Worten, wenn auch mit reichem Wechsel der Formeln [1].

Zu hohem poetischen Schwung erhebt sich aber die Erzählung, wenn es sich um das Liebesleben von Göttern handelt. So bei der Vereinigung von Poseidon und Tyro (Od. 11, 235—247) und besonders von Zeus und Here (Il. 14, 159—353), wo die Toilettenkünste des göttlichen Weibes den Gott erregen, wo goldene Wolken und die blumensprossende Erde dem Ereignis eine festliche Weihe geben, indem sie an den *ἱερὸς γάμος* erinnern.

Das Liebesabenteuer von Ares und Aphrodite, das uns ein Lied des Demodokos (Od. 8. 267—361) enthüllt, wurde bisher für eine reine Mythe, eine Schöpfung der freischaffenden Phantasie des Dichters gehalten. Dem Hephaistos wird hinterbracht, daß sein

[1] Siehe z. B. Il. 2, 232—233; 9, 131—134, 336—337 und 450—452; Od. 1, 365—366; 3, 403; 5, 154—155 und 227; 11, 245; 23, 300. Daß Liebe die Tugend überwindet, besagt Od. 15, 420—422. Von der Verführung der Klytaimnestra handelt Od. 3, 262—272, von der Begierde der Freier beim Anblick der Penelope Od. 18, 207—212. „Aphrodite" bedeutet Od. 22, 444 „ungebändigte Lüste".

Weib Aphrodite heimlich in einem intimen Verhältnisse zum Ares steht. Der schmählich Betrogene sinnt auf Rache und schmiedet um sein entweihtes Ehebett eine unsichtbare Falle, die die beiden Sündigen mitten in einer Liebesumarmung erfaßt und festhält. Zu dieser Szene kommen nun alle Götter — die Göttinnen bleiben schamhaft zu Hause — und erörtern spottend das Für und Wider einer solchen Situation, bis schließlich Hephaistos die Ertappten aus ihren unsichtbaren Banden löst.

Derartige Abenteuer kommen auch heute noch vor und sind den Ärzten unter dem Namen Penis captivus wohlbekannt[1]. Ihre Ursache ist eine krampfhafte Verengerung der Vagina (Vaginismus), die das Membrum virile immissum lange Zeit unverrückbar festhält. Der Dichter hatte eben Kenntnis von einem solchen, irgendwo und irgendwann einmal vorgekommenen Ereignisse, denn es ist doch undenkbar, daß sein Hirn unter der in Zahlen gar nicht mehr ausdrückbaren Menge der möglichen Kombinationen einer frei schaffenden Phantasie gerade ein Vorkommnis ausgewählt hätte, das wirklich beobachtet wird und genau so verläuft, wie er es geschildert hat. Da er aber die Sache nicht verstand, brauchte er zur Erklärung die unsichtbare Falle des Hephaistos.

Die Ehe des achäischen Adels ist monogamisch, doch steht dem Manne auch ein Recht über die Sklavin zu, das von der Frau meist geduldet wird. Aber die Gemahlin des Amyntor empfindet dessen Neigung zu seiner Sklavin als ehrenkränkend und stiftet ihren Sohn Phoinix an, die Nebenfrau des Vaters vorher zu beschlafen (*προμιγῆναι*), damit ihr der Greis verleidet würde (Il. 9, 450—452).

Die Geschwisterehen der Kinder des Aiolos (Od. 10, 5—12) gehören in das Bereich der Schiffermärchen, und die umstrittene Frage, ob Arete die Bruderstochter oder die Schwester ihres Mannes Alkinoos gewesen sei, hat für uns keine Bedeutung, da auch die Phaiaken ein märchenhaftes Volk sind.

Von einem Kinderreichtum des achäischen Adels kann keine Rede sein. Unfruchtbarkeit eines Mannes wird Il. 9, 453—458 erwähnt; ferner Altersunfruchtbarkeit, Il. 5, 153—154; Einkindschaft,

[1] Hildebrandt: Arch. Gynäk. **3**, S. 221 (1878). — Fritsch: Die Krankheiten der Frauen. 11. Aufl. S. 107. — Veit: im Handbuch der Gynäkologie **4**, Teil 2, 694 (1910).

Il. 3, 175 und Od. 4, 12—14; Zwillinge, Il. 6, 26; drei Kinder, Il. 6, 196; Einsohnschaft durch drei Generationen hindurch, Od. 16, 117—120. Dagegen hatte der „Barbar" Priamos nach Il. 24, 495—497 50 Söhne, davon 19 aus einem Schoße, d. h. von Hekabe, die übrigen von seinen Nebenweibern (γυναῖκες).

Der Wehenschmerz der Gebärenden wird den Eileithyien, den Töchtern der Here zugeschrieben. Sie haben das Beiwort μογοστόκοι (bei der Geburt sich abmühend, d. i. den Kreissenden helfend). Der Wehenschmerz wird Il. 11, 269—272 mit dem Wundschmerz verglichen:

„Wie der Gebärenden Seele der Pfeil des Schmerzes durchdringet,
Herb und scharf, den gesandt hart ringende Eileithyien,
Sie, der Here Töchter, von bitteren Wehen begleitet:
Also faßte der Schmerz den Heldenmut Agamemnons."

Hier werden die Wundschmerzen wie immer ὀδύναι genannt, während die Bezeichnung für Wehenschmerzen ὠδῖναι ist, ein merkwürdiger Gleichklang, der wohl noch der philologischen Erklärung harrt.

In die Tätigkeit der Eileithyien kann übrigens Here eingreifen; verfrühte und verzögerte Geburten werden Il. 19, 114—119 ihrem Einflusse zugeschrieben:

„Here, voll Ungestüms, entschwang sich den Höhn des Olympos
Und zur achaischen Argos gelangte sie, wo ihr bekannt war
Sthenelos' edles Weib, des perseiadischen Königs.
Diese trug ein Knäblein, und jetzt war der siebente Monat,
Das nun zog sie ans Licht, unzeitig annoch, und hemmte
Dann der Alkmene Geburt, die Eileithyien entfernend."

Buchholz glaubt, hier einen Dualismus geburtsfördernder und geburtshemmender Eileithyien annehmen zu sollen, der aus der Beobachtung leichter und schwerer Geburten hervorgegangen sei, wodurch die Annahme mehrerer Eileithyien — denn diese werden in der Mehrzahl genannt — verständlich werde. Das ist aber nicht berechtigt, denn Here allein greift hier ein, indem sie das eine Kind vorzeitig ans Licht zieht und die Eileithyien von der Mutter des anderen entfernt.

Sehr beachtenswert ist, daß Here ein Siebenmonatskind (ὁ δ' ἕβδομος ἑστήκει μείς) lebensfähig zur Welt befördert. Offenbar wußte man also schon zur homerischen Zeit, daß die Leibesfrucht vom siebenten Monat an lebensfähig ist.

Diese verfrühte Geburt war übrigens eine sog. Sturzgeburt; denn das Kind fiel zwischen die Füße der Mutter (*πέσῃ μετὰ ποσσὶ γυναικός*), wie Here Il. 19. 110—111 vorausgesagt hatte.

Die Neugeborenen werden von der Mutter gesäugt, worauf das Beiwort der Mutterbrust *λαθικηδής* „Sorgen stillend" deutet, wenn man dabei an Nahrungssorgen denkt (Il. 22, 83). Ob die *τιθήνη* (Il. 6, 389 und 466—468) eine Wärterin oder Amme ist, entzieht sich der Beurteilung.

Leben und Tod. Kataleptische Totenstarre. Versorgung der Leichen.

Nach homerischer Anschauung dauert das Leben, solange der Atem (*ἀυτμή*, Il. 9, 609) in der Brust weilt, und erlischt, wenn die Seele, bald *ψυχή*, bald *θυμός* genannt, den Körper verläßt. Darum bedeuten *ψυχή* und *θυμός* auch Leben: um die *ψυχή* geht es bei Hektors Lauf um die Stadt (Il. 22, 161) und beim Freiermord (Od. 22, 245). Den Sarpedon verlassen zugleich *ψυχή* und *αἰών*, Atem und Leben (Il. 16, 453). In manchen Fällen wechseln die Bezeichnungen *ψυχή* und *θυμός* miteinander (s. u.), und die Ohnmacht wird Il. 4, 524 als Aushauchen des *θυμός* bezeichnet.

Eine poetische Umschreibung des Lebens ist: „das Licht der Sonne schauen" (z. B. Il. 18, 442) und des Todes: „aus dem Sonnenlichte scheiden" (Il. 18, 11).

Den Tod, *θάνατος*, können auch die Götter nicht abwehren (Od. 3, 236—238).

Die Beiwörter des Todes sind zum Teil schwer zu deuten. Verständlich sind *θυμοραϊστής* (z. B. Il. 13, 544) = Lebensbrecher, *στυγερός*, verhaßt oder traurig (Od. 12, 341), *λευγαλέος*, schrecklich, und *μέλας*, finster (Il. 16, 687). Was aber *τανηλεγής* (Od. 2, 100; 11, 171) und *δυσηλεγής* (Od. 22, 325) bedeuten, ist unklar. Bechtel (Lexilogus zu Homer, 1914, S. 307) will statt *τανηλεγής* *ἀνηλεγής* lesen und damit in Gegensatz zu *δυσηλεγής* setzen. Ersteres würde demnach wohl „schmerzlos", letzteres „schmerzhaft" heißen. Eine ältere Deutung für *τανηλεγής* ist „lang hinbettend". Schwierigkeiten macht auch das Beiwort *πορφύρεος* (Il. 5, 83; 16, 334; 20, 477), das gewöhnlich mit purpurn übersetzt wird. Finsler (I, 297), der glaubt, daß der Tod selbst als wirkliche Person gemeint sei, deutet den *πορφύρεος θάνατος* als „im blutigen Gewand hingehend". Wenn nun auch das Blut selber πορφύρεον genannt wird (Il. 17, 360—361), so hat doch Euler nach anderen überzeugend dargetan, daß πορφύρεος „wallend, wogend, schillernd, schimmernd" heißt, dementsprechend also beim Blute „aus der Wunde quellend oder spritzend" zu übersetzen ist und beim πορφύρεος θάνατος, der dem Sterbenden die Augen umfängt, besagt, daß die brechenden Augen schimmernd, glasig werden.

Der Tod heißt Il. 11, 241 χάλκεος ὕπνος, eherner Schlaf.

Verschiedene Todesarten werden unter den Bezeichnungen θάνατοι (nur Od. 12, 341) und κῆρες θανάτοιο (z. B. Il. 12, 326) zusammengefaßt; es gibt deren nach Il. 12, 327 gar viele (μυρίαι). Sie werden an geeigneten Stellen erwähnt werden, soweit sie medizinisch interessant sind.

Daß Menschen durch Verletzungen getötet oder durch Krankheiten hingerafft werden können, ist dem homerischen Zeitalter eine Erfahrungstatsache, mit der es sich ohne weiteres Grübeln abgefunden hat; wenn aber ein Mensch ohne vorhergegangene Krankheit plötzlich tot zusammenbricht, dann regt sich das Kausalitätsbedürfnis, sucht für das unverständliche Geschehen eine verständliche Ursache und findet diese im tätigen Eingreifen unsichtbarer höherer Wesen.

Man könnte nun glauben, eine solche Befriedigung des Kausalitätsbedürfnisses sei nur geschaffen, um bequem über die Verlegenheit des fehlenden Verständnisses hinwegzuhelfen. Dem ist aber nicht so, sondern auch die homerische Ansicht, daß hier das Walten der Unsichtbaren zu spüren sei, hat sich aus der Beobachtung natürlicher Vorgänge entwickelt. Der Dichter selbst liefert uns den Schlüssel zum Verständnisse dieser Tatsache. Ein Mensch wird vom Blitze erschlagen, und im Blitze sieht das homerische Zeitalter ein aus der Hand des Donnerers Zeus geschleudertes Geschoß (z. B. Od. 5, 128). Tritt nun plötzlicher Tod ein ohne Erscheinen eines so sinnlich wahrnehmbaren Geschosses, wie es Blitz und Donner sind, was ist da natürlicher, als ihn sinnlich nicht wahrnehmbaren Geschossen von Göttern zuzuschreiben, die über keine sinnlich wahrnehmbare verfügen? So wird aus der Anlehnung an eine Naturbeobachtung die Mythe, daß die Pfeile des Apollon (z. B. Od. 3, 280—282) Männer, die der Artemis (z. B. Od. 15, 477) Weiber mitten aus dem blühenden Leben abrufen. Die Anlehnung an den sinnfälligen Tod durch den

Blitzschlag des Donnerers Zeus zeigt sich aber Il. 1, 44—49 noch einmal deutlich, um dann bei anderen Fällen vernachlässigt oder vergessen zu werden. Als nämlich Apollons Pfeile den Pesttod in das Heer vor Ilion schleuderten, wandelte der Gott im Gewitter einher wie Zeus selber, was ich nirdends beachtet finde:

„Schnell von den Höh'n des Olympos enteilet' er, zürnenden Herzens,
Auf der Schulter den Bogen und rings verschlossenen Köcher,
Laut erschollen die Pfeile zugleich an des Zürnenden Schulter,
Als er einher sich bewegt'; er wandelte düster, wie Nachtgraun;
Setzte sich dann von den Schiffen entfernt und schnellte den Pfeil ab,
Und ein schrecklicher Klang entscholl dem silbernen Bogen".

Aber auch mit dem Mythus vom Pfeile des Apollon oder der Artemis ist das Kausalitätsbedürfnis des homerischen Menschen noch nicht völlig befriedigt; er sucht nach der Ursache solcher Mordtaten der Götter und findet sie in Vergehen der Sterblichen. Ich erinnere vor allem an das Schicksal der Niobe und an folgende Erzählung des Odysseus aus dem 8. Buche der Odyssee:

„Mit der Vorzeit Helden verlang' ich keine Vergleichung,
Weder mit Eurytos, dem Oichalier, noch mit Herakles,
Die den Unsterblichen sich an Bogenkunde verglichen;
Drum starb Eurytos auch so plötzlich, ehe das Alter
Ihn im Hause beschlich; denn zürnend erschoß ihn Apollon,
Weil er ihn selbst, der Vermeß'ne, zum Bogenstreite gefordert".

Soweit die Auffassung von den Ursachen unerklärlicher und plötzlich eintretender Todesfälle und Krankheiten.

Ganz anders ist es mit dem Alterstode. Daß das Leben ohne merkbare Krankheit durch Altersschwäche erlöschen kann, ist dem homerischen Zeitalter so sehr Erfahrungstatsache, daß ihm das Alter schon für sich allein als Ursache des Todes genügt. Dies geht z. B. deutlich aus den eben zitierten Versen hervor, in denen der Alterstod in Gegensatz zum Tode durch Götterpfeile gebracht wird. Wenn nun trotzdem der Alterstod Od. 15, 402—410 den Pfeilen des Apollon und der Artemis zugeschrieben wird, so geschieht das in poetischer Anlehnung an die mythische Erklärung des plötzlichen Todes kräftiger und lebensfroher Menschen; denn keine Verschuldung hat hier die Gottheit gereizt, und an Stelle des Rachepfeils tritt das erlösende sanfte Geschoß:

„Eine der Inseln im Meer heißt Syria, wenn du sie kennest,
Über Ortygia hin, wo die Sonnenwende zu sehn ist.
Groß ist diese nicht sehr von Umfang, aber doch fruchtbar,
Reich an Schafen und Rindern, an Wein und schönem Getreide.
Nimmer besucht der Hunger, und nimmer eine der andern
Schrecklichen Seuchen das Volk, die die armen Sterblichen hinrafft;
Sondern wann in der Stadt die Menschen das Alter erreichen,
Kommt die Freundin der Pfeil' und der Gott des silbernen Bogens,
Welche sie unversehens mit sanften Geschossen erlegen.

Wir sehen also, wie die noch geringe positive Kenntnis von den Ursachen des Todes im homerischen Zeitalter auf Beobachtung und Erfahrung beruht, und wie sich eine mythische Erklärung des noch Unverstandenen in die breiten Lücken des damaligen Wissens einfügen konnte.

Von den Ursachen des Todes ist der Gang des Ablebens, das Entweichen der Seele aus dem Leibe, zu unterscheiden. Die Seele heißt bald *ψυχή*, bald *θυμός*. Beide Begriffe werden, soweit es sich um den Eintritt des Todes, d. h. um ihr Verlassen des Körpers handelt, ohne Unterschied gebraucht; aber nach dem Tode bedeuten sie verschiedenes. Die *ψυχή* geht aus dem Menschen in das Haus des Hades und ist, wie Finsler sich ausdrückt, „das dem Menschen innewohnende unkörperliche Abbild, sein Doppelgänger"; sie behält auch nach ihrer Trennung vom Körper die Gestalt des Lebenden (*εἴδωλον*). Dagegen ist der *θυμός* „der lebendige, wollende, begehrende innere Mensch", der mit dem Verlassen des Körpers auch selber stirbt und nicht zum Hades geht. Im einzelnen finden sich aber in den Vorstellungen von der Seele nach dem Tode starke Widersprüche, was begreiflich ist, da die einzelnen Teile der Dichtung aus verschiedenen Zeiten stammen, und da derartige Anschauungen auch bei Zeitgenossen nicht gleich zu sein pflegen. So heißt es z. B. Il. 9, 408 bis 409, die *ψυχή* kehre niemals zurück, wenn sie einmal dem Gehege der Zähne entflohen sei. Aber bei der todähnlichen Ohnmacht der Andromache (Il. 23, 466—467) wird sie ausgehaucht und kehrt 9 Verse später als ϑυμός wieder zurück. Ebenso verläßt den verwundeten Sarpedon die ψυχή, als ihm der Speer aus der Wunde gezogen wurde; bald aber erfrischen kühle Winde seinen ϑυμός (Il. 5, 694—698), und den ohnmächtig werdenden Laertes (ἀποψύχοντα) hält Odysseus in seinen Armen, bis ihm der ϑυμός zurückkommt (Od. 24, 348—349). Dem ϑυμός, der sonst nie in den Hades geht, wird doch einmal der Weg dorthin gewiesen (Il. 7, 131):

ϑυμὸν ἀπὸ μελέων δῦναι δόμον Ἄιδος εἴσω.

Beachtenswert für die Vorstellung von ϑυμός und ψυχή ist eine Stelle der Nekyia (Od. 11, 220—222), wo der ϑυμός die weißen Gebeine verläßt und die ψυχή, nachdem sie wie ein Traum dem Körper entflogen ist, hin und her flattert. Ameis bemerkt hierzu: „ϑυμός, das Leben, ist hier mit ψυχή dem Wesen nach identisch, nur daß ϑυμός die mit dem Leibe verbundene und lebenskräftige, ψυχή dagegen die abgeschiedene und kraftlos fortvegetierende Seele bedeutet; es sind demnach Geist und Seele bei Homer ein untrennbares Ganzes."

Der Sitz der ψυχή wie des ϑυμός wird in den ganzen Körper verlegt, denn sie verlassen bald die Glieder (z. B. die ψυχή Il. 16, 856 bis 857; der ϑυμός Il. 23, 880), bald die Knochen (Il. 12, 386); oder sie entweichen durch die Wunde (z. B. die ψυχή Il. 14, 518—519, der ϑυμός Il. 20, 459); oder die ψυχή wird mit der Lanze aus der Wunde herausgerissen (Il. 16, 504—505); oder der ϑυμός der ohnmächtigen Andromache kehrt ἐς φρένα zurück (Il. 23, 475). Ferner werden ϑυμός wie ψυχή ausgehaucht (ϑυμὸν ἀποπνείων Il. 4, 524, ἀίσϑων Il. 16, 468 [von einem Pferde]; ἀπὸ δὲ ψυχὴν ἐκάπυσσεν Il. 22, 467), und die ψυχή entflieht dem Gehege der Zähne (Il. 9, 408—409). Da das Leben besteht, solange der Atem (ἀυτμή Il. 9, 609) in der Brust ist, so ist die Vorstellung vom Aushauchen des ϑυμός oder der ψυχή offenbar eine Anlehnung an diese Vorstellung vom Leben.

Außer dem „Scheiden aus dem Sonnenlichte" und der Trennung von Seele und Leib finden wir bei Homer realistische und poetische Umschreibungen des Kriegertodes in Menge, die alle von guter Beobachtung zeugen. Realistische sind z. B. „Mit den Zähnen die Erde fassen" (Il. 2, 418; 11, 749). „Einem die Kniee lösen" (z. B. Il. 4, 469). „Hunde und Aasgeier sättigen" (Il. 8, 379). „Die Erde röten" (γαῖαν ἐρεῦσαι, Il. 18, 329). Von den poetischen Umschreibungen seien genannt: „Also sank er daselbst und schlief den ehernen Schlummer" (χάλκεον ὕπνον, Il. 11, 241). „Dumpf hinkracht er im Fall, und es rasselten um ihn die Waffen" (Il. 5, 42). „Das Todesende verhüllt ihm Augen und Nase" (Il. 16, 502—503). „Finsternis (σκότος, Il. 4, 461) oder finstere Nacht (ἐρεβεννὴ νύξ Il. 5, 659) bedeckt die Augen". „Dunkelheit senkt sich über die Augen" (κατὰ δ' ὀφθαλμῶν κέχυτ' ἀχλύς Il. 5, 696). „Eine dunkle Wolke umhüllt den Sterbenden" (νεφέλη δέ μιν ἀμφεκάλυψεν κυανέη Il. 20, 417). „Die schwarze Wolke des Todes verhüllt den Gefallenen" (θανάτου δὲ μέλαν νέφος ἀμφεκάλυψεν Il. 16, 350). „Die Augen übernahm der πορφύρεος θάνατος und das grause Verhängnis" (Il. 5, 83; 20, 477). Dem Getroffenen „erlöschen Geist (θυμός) und Stärke" (μένος) Il. 8, 123.

Die regelmäßig einige Stunden nach dem Tode eintretende Totenstarre erwähnt der Dichter nicht. Dagegen schildert er ausführlich die Beobachtung eines Falles der seltenen, im Augenblick des Todes eintretenden, sog. kataleptischen Totenstarre, den ersten und über zwei Jahrtausende einzigen Fall dieser Art in der Literatur, Il. 5, 580—589 folgendermaßen:

„Aber Antilochos warf den zügellenkenden Diener
Mydon, Atymnios' Sohn, da er wandte die stampfenden Rosse,
Grad' an des Armes Gelenk mit dem Feldstein, daß ihm die Zügel,
Schimmernd von Elfenbein, in den Staub des Gefildes entsanken.
Doch Antilochos naht' und hieb ihm das Schwert in die Schläfe,
Und er entsank aufröchelnd dem schöngebildeten Sessel
Häuptlings hinab in den Staub, auf Scheitel [1] gestellt und Schultern.
Also stand er lange, vom lockeren Sande gehalten,
Bis anstoßend die Roß' in den Staub hinwarfen den Leichnam.
Denn sie trieb mit der Geißel Antilochos zu den Achaiern."

Nach dieser Schilderung ist also der Körper des Mydon im Augenblicke des Todes starr und steif geworden und blieb in einer unnatürlichen Stellung bis die Rosse ihn umstießen, was bei einer normal schlaffen Leiche, die stets zusammensinkt, unmöglich gewesen wäre. Fälle von kataleptischer Totenstarre sind nach dem homerischen Zeitalter erst wieder seit der Mitte des vorigen Jahrhunderts berichtet worden [2]. Ich will nur ein Beispiel unter vielen anführen: Ein Reiter

---

[1] βρεχμός, ein ἅπαξ λεγόμενον.

[2] Roßbach: Virchows Arch. **51**, 558. — Lochte: Münch. med. Wschr. 1923, 56. — Baumann: Dtsch. Z. gerichtl. Med. **2**, 646. — Lochte und Baumann: Dtsch. Z. gerichtl. Med. **3**, 349.

wird in dem Augenblicke erschossen, in dem er sein Pferd besteigen will und bereits den Fuß im Bügel und eine Hand in der Mähne hat, und die Leiche verharrt in dieser Stellung, was nur bei völliger, im Augenblick des Todes eingetretener Muskelstarre möglich ist. Roßbach, der gute eigene Beobachtungen von den Schlachtfeldern von Beaumont und Sedan sowie aus der Literatur beibringt, hält noch den homerischen Bericht für reine Dichtung, und erst Lochte hat ihn richtig verstanden. Es ist undenkbar, daß der Dichter ohne Kenntnis der kataleptischen Totenstarre den Mydon im Augenblick des Todes hätte steif werden lassen, aber die Darstellung dieses Einzelfalles ist das Werk seiner Phantasie und insofern dem Wortlaute nach unvollständig, als die Dauerstellung der steifen Leiche auf Hinterkopf und Schultern im tiefen Sande nicht möglich gewesen wäre, wenn die Leiche nicht durch Anlehnung an den Streitwagen eine Stütze gehabt hätte. Davon steht zwar nichts im Texte; aber der Fall kopfüber aus dem, ehe die Pferde wieder anzogen, stillstehenden Wagen macht die Anlehnung so selbstverständlich, daß der Dichter sie nicht zu erwähnen brauchte. Es zeugt übrigens für seine Sorgfalt, daß er ein so seltenes Ereignis unter den vielen Todesfällen auf dem Schlachtfelde nur einmal schildert.

Die Sorge für den Leichnam zeigt sich zunächst im Zudrücken der Augen und der Lippen (z. B. Od. 11, 426). Die Leiche des Patroklos wird mit warmem Wasser gewaschen, mit Öl gesalbt und, nachdem die Wunden mit neunjähriger Salbe bedeckt waren, in köstliche Stoffe gehüllt (Il. 18, 349—353). Zur Verhütung von Fäulnis und Madenfraß flößt dann Thetis der Leiche Nektar und Ambrosia in die Nase ein (Il. 19, 38—39). Dies und die Aufstellung von Amphoren mit Honig und Salbe am Scheiterhaufen sind wohl Erinnerungen an die Einbalsamierung in der Vorzeit, haben aber keine Bedeutung mehr, da zur Zeit des Dichters die Leichen stets verbrannt werden.

Ohnmacht und Schlaf.

Die Ohnmacht, für die ein besonderes Wort fehlt, tritt gleich dem Tode ein, wenn die ψυχή oder der θυμός ausgehaucht wird, und das Wiedererwachen erfolgt, wenn der θυμός in den Körper zurückkehrt. Andromache wird beim Anblick des geschleiften Hektor ohnmächtig: „finstere Nacht legte sich auf ihre Augen, sie stürzte rücklings hin und hauchte die ψυχή aus; als sie wieder aufatmete (ἄμπνυτο) und der θυμός sich wieder im Herzbeutel (ἐς φρένα) gesammelt hatte, sprach sie" (Il. 23, 466—476; vgl. hierzu Il. 5, 696—698). Il. 4, 524 ist die Ohnmacht ein Aushauchen des θυμός, nicht der ψυχή.

Der Schlaf (ὕπνος) heißt fest oder tief (νήδυμος, z. B. Il. 14, 242; Od. 4, 793), ἀμβρόσιος göttlich oder erquickend (an vielen Stellen), und süß (ἡδύς Od. 1, 363—364). Athene senkt der um Odysseus weinenden Penelope Schlaf auf die Augenlider (Od. 1, 362—364). Als Gott ist der Schlaf der Bruder des Todes (Il. 14, 230), der auch eherner Schlaf genannt wird (χάλκεον ὕπνον, Il. 11, 241). Wie der Tod löst auch der Schlaf die Gelenke der Müden und Kummervollen (λύθεν δέ οἱ ἅψεα πάντα, Od. 4, 794). Schlafen heißt „der Nacht gehorchen" (Il. 9, 65); man soll niemand darin stören (Il. 10, 83; Od. 9, 404), nur in den langen Winternächten mag man noch wachbleiben und sich etwas erzählen (Od. 11, 373—374; 15, 390—396), denn zu langes Schlafen ist schädlich (ἀνίη καὶ πολὺς ὕπνος, Od. 15, 394); eine Ansicht, die sich in einem hippokratischen Aphorismus (VII, 72) wiederfindet.

Hirn- und Nerventätigkeit.

Die Seelentätigkeit wird bei Homer noch nicht in das Gehirn verlegt. Das innere Leben des Menschen spielt sich im θυμός ab, der ein bewußtes Wesen im Menschen — zugleich Seele und Geist — darstellt (s. S. 38). Ihm werden alle seelischen Regungen zugeschrieben, in ihm Erinnerung und Sorge, Freude und Schmerz, Begehren und Hoffen empfunden. Wenn er oder die ψυχή den Körper verläßt, tritt Tod oder Ohnmacht ein, und wenn er in den Körper des Ohnmächtigen zurückkehrt, bringt er Bewußtsein und Leben wieder. Wo wir denken, hält der homerische Mensch ein Zwiegespräch mit seinem θυμός (z. B. Il. 17, 90—99), und dieser bestimmt sein Handeln. Wie die nervösen Gefühle, die wir bei Erregung in der Herzgegend empfinden, dazu geführt hatten, den Sitz des θυμός vornehmlich in die Brusthöhle oder in deren Organe zu verlegen, ist schon S. 26 ausführlich besprochen worden.

Vom Traum meint dagegen Finsler, er gehe nach der homerischen Vorstellung im Gehirn vor sich, weil er (in menschlicher Gestalt) stets zu Häupten des Träumenden tritt. Die treffliche Schilderung des Träumens in beiden Epen verdient beachtet zu werden. In dem

Traum der Penelope Od. 4, 795—841 ist der Unterschied zwischen dem festen Eindruck des beginnenden Traums und seinem Zerflattern am Ende fein durchgeführt, und bei der Verfolgung Hektors durch Achilleus wird auf die Erfahrung hingewiesen, daß man sich oft im Traume unfähig fühlt, das zur Rettung aus Gefahr Notwendige auszuführen: dem Hektor scheint die Flucht, dem Achilleus die Verfolgung vergeblich zu sein (Il. 22, 199—201):

„Wie man im Traum umsonst den Fliehenden strebt zu verfolgen:
Nicht kann dieser hinweg ihm fliehn, noch der ihn erreichen:
Also ergriff nicht dieser im Lauf, noch enteilete jener."

Von einer Physiologie des menschlichen Gehirnes finden wir bei Homer keine Spur, wohl aber die merkwürdige, zuerst von Malgaigne richtig verstandene Beobachtung der Wirkung eines Pfeilschusses in das Hirn eines Rosses an Nestors Streitwagen (Il. 8, 81—88). Der Pfeil drang ein „ganz oben am Kopfe, wo die vordersten Mähnenhaare am Schädel wachsen":

ἄκρην κὰκ κορυφήν, ὅθι τε πρῶται τρίχες ἵππων
κρανίῳ ἐμπεφύασι, μάλιστα δὲ καίριόν ἐστιν.

Der Dichter bezeichnet weiterhin diese Stelle als die gefährlichste und schildert die Wirkung des Schusses folgendermaßen: „in seinem Schmerze stieg das Roß auf (*ἀλγήσας δ' ἀνέπαλτο*), das Geschoß war aber in das Hirn gedrungen (*βέλος δ' εἰς ἐγκέφαλον δῦ*[1]) und indem sich das verwundete Roß schnell um das Erz herumdrehte (*κυλινδόμενος περὶ χαλκῷ*), brachte es auch die (anderen mit eingespannten) Rosse in Verwirrung".

Zur Erklärung dieser Schilderung ist folgendes zu bemerken: der Pfeil brauchte nicht einen Schädelknochen zu durchbohren, wie Friedreich und Buchholz gemeint haben, sondern konnte durch die Öffnung zwischen Atlas und Hinterhauptschuppe, die beim Pferde sehr weit ist, in das verlängerte Mark dringen; gerade da, wo dies geschehen kann, sitzen die *πρῶται τρίχες ἵππων*, die vordersten Mähnenhaare. Durch einen Stich, der diesen Weg nahm, tötete man früher Pferde in unseren Tierarzneischulen, und hierbei war das Benehmen des getroffenen Pferdes oft so, wie es Homer schildert: vor dem Zusammenbrechen steigt es auf und dreht sich, auf den

[1] Der Aorist *δῦ* steht hier, wie auch sonst oft, in der Bedeutung eines Plusquamperfekts.

Hinterbeinen stehend, um seine eigene Achse und somit auch bei Homer um das Geschoß in der Wunde. Man rechnet solche Bewegungen zu den „Zwangsbewegungen", die eintreten, wenn gewisse Teile der Brücke und des verlängerten Marks verletzt werden. Da man zu allen Zeiten Veranlassung hatte, Pferde zu töten, und Homer die hierzu geeignete Stelle genau beschreibt und als die gefährlichste bezeichnet (*μάλιστα δὲ καίριόν ἐστιν*), muß er sie und die Wirkung einer in sie gedrungenen Waffe gekannt haben. Friedreich versteht die Worte *κυλινδόμενος περὶ χαλκῷ* falsch, wenn er meint, daß das getroffene Pferd sich durch Reiben und Wälzen auf der Erde zu helfen suchte, da es weder mit dem Maule noch mit den Füßen die Wunde erreichen konnte. Ein verwundetes Pferd benimmt sich aber niemals so, wie Tierärzte und kriegserfahrene Kavalleristen versichern.

Da die homerische Zeit die Nerven nicht von den Sehnen und anderen strangförmigen Gebilden zu unterscheiden wußte (s. S. 21), ist es nicht zu verwundern, daß bei den Kriegsverletzungen keine Nervenlähmung erwähnt wird. Man hat zwar die Unfähigkeit des am Arme verletzten Glaukos, den Speer zu halten (Il. 16, 508—521), als Folge einer Verletzung des Plexus brachialis deuten wollen, doch genügt schon eine Muskelwunde, um den Arm schlaff und unbrauchbar zu machen. Ähnliches gilt von einer ebenso falsch gedeuteten Verwundung des Teukros (Il. 8, 323—329). Ihm traf Hektor mit einem Steinwurf die Schulter in dem Augenblicke, als er den Pfeil auf die Sehne des Bogens setzte. Der Stein zerriß die Bogensehne (*νευρήν*), und der Wurf gegen die Schulter hatte außer einer Ohnmachtsanwandlung und dem erst Vers 334 erwähnten Schmerz (*βαρέα στενάχοντα*) eine Erschlaffung des Armes und der Hand zur Folge:

ἤ τοι ὁ μὲν φαρέτρης ἐξείλετο πικρὸν ὀιστόν,
θῆκε δ' ἐπὶ νευρῇ· τὸν δ' αὖ κορυθαίολος Ἕκτωρ
αὐερύοντα παρ' ὦμον, ὅθι κληὶς ἀποέργει
αὐχένα τε στῆθός τε, μάλιστα δὲ καίριόν ἐστιν,
τῇ ῥ' ἐπὶ οἷ μεμαῶτα βάλεν λίθῳ ὀκριόεντι,
ῥῆξε δέ οἱ νευρήν· νάρκησε δὲ χεὶρ ἐπὶ καρπῷ,
στῆ δὲ γνὺξ ἐριπών, τόξον δέ οἱ ἔκπεσε χειρός.

Die falsche Deutung der Armschwäche als Folge einer Schädigung des Plexus brachialis beruht hier offenbar auf einer Verwechselung der *νευρή* (Bogensehne) mit *νεῦρον*, das alle strangförmigen Gebilde des Körpers umfaßt.

Herztätigkeit und Blut.

Wie der Dichter aus Selbstbeobachtungen das Vorhandensein großer Blutbahnen als Ausläufer des Herzens bis in den Hals und Kopf hinein ahnen konnte, ist bereits auf S. 38—41 erörtert worden. Aber eine Vorstellung vom Blutkreislauf hat er nicht gehabt.

Eine merkwürdige Beobachtung über die Kraft des schlagenden Herzens findet sich Il. 13, 442—444. Die Lanze des Idomeneus dringt dem Alkathoos ins Herz und erzittert vom Herzschlag:

δόρυ δ' ἐν κραδίῃ ἐπεπήγει,
ἥ ῥά οἱ ἀσπαίρουσα καὶ οὐρίαχον πελέμιζεν
ἔγχεος.

So unglaublich das auch klingen mag, müssen wir doch annehmen, daß sich der Dichter auch hier an eine Beobachtung anlehnt. Herzwunden sind ja nicht immer sofort tödlich, und es unterliegt keinem Zweifel, daß wenigstens ein in oder neben das noch schlagende Herz eingedrungener Pfeil pendelartig bewegt werden kann. Wenn aber der Dichter einen langen und schweren Speer durch den Herzschlag erschüttern läßt, so ist zu bedenken, daß er die Helden der Vorzeit als weit stärker hinstellt als seine Zeitgenossen, und ihnen folgerichtig auch einen gewaltigeren Herzschlag zuschreiben darf.

Glaukos schließt die Aufzählung seiner Ahnen Il. 6, 211 mit den Worten:

„Sieh, aus solchem Geschlecht und Blute dir rühm' ich mich jetzo":
ταύτης τοι γενεῆς τε καὶ αἵματος εὔχομαι εἶναι,

und Menelaos sagt von Telemach, er sei aus gutem Blute (*αἵματος εἰς ἀγαθοῖο* Od. 4, 611). Auch *ἀτρεκὲς αἷμα* (Il. 5, 208) scheint Ähnliches zu bedeuten.

Es entspricht das ganz der deutschen Auffassung, aus dem Blute eines bestimmten Geschlechts entsprossen zu sein, und deutet auf das Blut als die Grundlage des Lebens und den Träger vererbbarer Eigenschaften hin.

Das Blut (*αἷμα*) ist *θερμόν* (Od. 9, 388) und *λιαρόν* (Il. 11, 477), warm, und teilt seine Wärme dem verwundenden Schwerte mit: *πᾶν δ' ὑπεθερμάνθη ξίφος αἵματι* (Il. 16, 33; 20, 476). Es ist ferner *παχύ*, dick (Il. 23, 697). Geronnenes Blut heißt *βρότος* mit den Beiwörtern *αἱματόεις*, blutähnlich (Il. 7, 425) und *μέλας*, dunkel (Od. 24, 189).

Von der Verschiedenheit des arteriellen und venösen Blutes hatte die homerische Zeit keine Ahnung, da man Venen und Arterien nicht unterschied, wohl aber hat der Dichter das Spritzen des Blutes (also eine arterielle Blutung) bei einem Pfeilschuß in die Schulter des Diomedes beschrieben: während das Blut bei allen anderen Verwundungen nur aus der Wunde rinnt (*ῥέε*), spritzte es hier (*ἀνηκόντιζε*, Il. 5. 113).

Die homerischen Farbenbezeichnungen für das Blut sind zahlreich; sie bedeuten zum Teil dunkel, zum Teil rot. Dunkel bedeuten: *μέλαν* (Il. 7, 262; 11, 813), *κελαινόν* (Il. 1, 303; 7, 329), *κελαινεφές* (Il. 4, 140; 21, 167). Die rote Farbe ist in den Wendungen: „Die Erde röten" (*γαῖαν ἐρεῦσαι*, Il. 18, 329) und „die Erde wurde vom Blute gerötet" (*ἐρυθαίνετο δ' αἵματι γαῖα*, Il. 10, 484) angedeutet und mit *φοίνιον* (Od. 18, 97) direkt bezeichnet. *Πορφύρεον αἷμα* (Il. 17, 360—361) ist kein rotes Blut, denn *πορφύρεος* heißt, wie bereits auf S. 35 erörtert, wallend, wogend, schillernd, schimmernd, kann also vom Blute nur im Sinne: aus der Wunde quellend, fließend, spritzend verstanden werden.

Unter dem dunklen Blute venöses Blut zu verstehen, ist unzulässig, weil man Arterien und Venen noch nicht unterschied (vgl. auch die Bemerkungen über den Farbensinn Homers im Kapitel Physiologie).

Über die Gerinnbarkeit des Blutes s. Wundheilung.

Von dem Blute der Götter (*ἰχώρ* Il. 5, 340, *ἄμβροτον αἷμα* Il. 5, 339 und 870) und dem Einfluß der Ernährung auf die Blutbildung wird im folgenden Kapitel die Rede sein.

Ernährung.

Der Dichter des 5. Buches der Ilias hat eine Ahnung von dem Einflusse der Nahrung auf die Blutbildung, denn den Göttern schreibt er eine andere Blutbeschaffenheit (*ἰχώρ*) zu als den Menschen, weil sie weder Speise noch Wein genießen. Über eine Handverletzung der Aphrodite durch Diomedes sagt er nämlich Il. 5, 339—342:

ῥέε δ' ἄμβροτον αἷμα θεοῖο,
ἰχώρ, οἷός πέρ τε ῥέει μακάρεσσι θεοῖσιν·
οὐ γὰρ σῖτον ἔδουσ', οὐ πίνουσ' αἴθοπα οἶνον·
τούνεκ' ἀναίμονές εἰσι καὶ ἀθάνατοι καλέονται.

Finsler (I, 231) meint, die Ansicht des Dichters sei nicht, daß die Götter keine menschliche, sondern überhaupt keine Nahrung zu sich nehmen; gerade ihre Unabhängigkeit von Speise und Trank und damit das Fehlen des Blutes mache sie unsterblich. Das ist nicht richtig, denn sie genießen Nektar und Ambrosia, nehmen am Mahle der Phaiaken teil (Od. 7, 202—203), und vergießen nach Verletzungen geradeso wie die Menschen Blut, das nur hier *ἰχώρ*, sonst aber (z. B. Il. 5, 870 und sogar bei der geschilderten Verletzung selber, Vers 339) *ἄμβροτον αἷμα*, genannt wird. Die Vossische Übersetzung des *ἰχώρ* als „klarer Saft“ ist unbegründet, denn sie widerspricht der Farbenbezeichnung, die der Dichter 14 Verse später folgen läßt: *μελαίνετο δὲ χρόα καλόν*.

Das Hungergefühl (*λιμός*) wird bald in die *φρένες* (Il. 11, 89), bald in den Magen verlegt: *ἔτειρε δὲ γαστέρα λιμός* (Od. 4, 369), und eine Hungersnot (*πείνη*) wird Od. 15, 407—408 geradezu als Volksseuche aufgefaßt:

πείνη δ' οὔποτε δῆμον ἐσέρχεται, οὐδέ τις ἄλλη
νοῦσος ἐπὶ στυγερὴ πέλεται δειλοῖσι βροτοῖσιν.

„Unmöglich kann man die Wut des hungrigen Magens bekämpfen; seinetwegen werden Raubzüge zu Schiff ausgerüstet“ (Od. 17, 286 bis 289), denn „er fordert mit Gewalt sein Recht, auch bei den Leidenden und Bekümmerten“ (Od. 7, 215—218). Warum das Heer nur gesättigt in den Kampf ziehen soll, setzt Odysseus, Il. 19, 154—170, dem Achilleus umständlich auseinander. Die Heroen verzehren gewaltige Fleischportionen, weil sie größer und stärker sind als die Zeitgenossen des Dichters.

Über die Speisen und Getränke der homerischen Zeit gewinnt der oberflächliche Leser der beiden Epen leicht eine falsche Vorstellung. Der Dichter läßt die gefeierten Heroen der Vorzeit nur Brot und am Spieße gebratenes Fleisch essen und nur Wein trinken, worin er die einzig würdige Nahrung der Großen sieht, und selbst in der Odyssee, in der archaistische Fiktionen fast ganz fehlen, bringt 3, 480 die Schaffnerin des Nestor als Reisekost für Telemachos außer Brot und Wein „göttliche Königsspeisen“ (*ὄψα τε, οἷα ἔδουσι διοτρεφέες βασιλῆες*). Mit diesen Königsspeisen ist natürlich gebratenes Fleisch gemeint; auf den Tisch des gemeinen Mannes wird es auch in der Heldenzeit wohl selten gekommen sein.

Die beiden Gedichte geben ein gutes, wenn auch vielleicht noch nicht einmal vollständiges Bild über die verschiedenen Nahrungsmittel, die im Zeitalter des Dichters dem Volke zur Verfügung standen.

Fleischspeisen lieferte vor allem das Zuchtvieh: Rind, Ziege, Schaf und Schwein. Fette Rückenstücke vom Mastvieh waren besonders beliebt. Das Fleisch wurde mit Salz und auch Mehl bestreut und am Spieße gebraten. Eine bei den Freiern und bei geringen Leuten beliebte Speise war der mit Blut und Speck gefüllte und gebratene Ziegenmagen (Od. 18, 44 und 119; 20, 26). Fett ließ man ausschmelzen (Il. 21, 362—364 [1]) und in flachen Gefäßen zu Scheiben erstarren (Od. 21, 183). Bei Opfern wurden die edleren Eingeweide (*σπλάγχνα*, wohl Herz, Leber, Lunge) geröstet und verspeist, die Schenkelstücke aber verbrannt (Od. 3, 9).

Weitere Fleischspeisen lieferten die jagdbaren Säugetiere, Steinbock, Hirsch, Reh, Hase und Wildschwein.

Auch die Hausgänse der Penelope (Od. 15, 160—162; 19, 538 bis 553) sind wohl zum Verspeisen gehalten worden, ebenso Tauben, denn sonst wäre bei den Kampfspielen, Il. 23, 850, keine sogleich zur Hand gewesen. Die Wildtauben wurden wie die Krammetsvögel in Schlingen gefangen (Od. 22, 468—473). Vögel, worunter wohl Möven (*λάρος*) gemeint sind, und Fische fingen die Genossen des Odysseus auf Thrinakia, um dem Hungertode zu entgehen.

Was die Fische betrifft, so haben manche Erklärer sie mit Unrecht für eine Notspeise gehalten. Ihres Fanges mit Harpunen, Angeln und Netzen wird mehrmals gedacht; zu den Segnungen, die dem Volke aus einem guten Regimente seines Herrschers erwachsen, gehört auch der Fischreichtum des Meeres (Od. 19, 113), und Poseidon trägt als Schutzgott der Fischer die dreizackige Harpune.

Das Meer liefert auch das *τῆθος*, das gewöhnlich für die Auster gehalten wird, aber wahrscheinlich eine Ascidie war, wie sie noch heute an den Küsten des Mittelmeeres eine beliebte Speise ist.

Von den Produkten der Viehzucht werden als Nahrungsmittel außer dem Fleische Milch (*γάλα*), Molken (*ὀρός*) und Käse (*τυρός*) oft genannt, die merkwürdigerweise nur von Schafen und Ziegen gewonnen werden, niemals aber vom Rinde. Ob das eine zufällige Nichterwähnung ist, oder ob man das Rind nur auf Fleisch-, nicht aber auf Milch-

[1] Finsler irrt, wenn er hier von Kochen spricht.

produktion züchtete, bleibt dunkel. Man scheint die Milch ebenso wie den Wein mit Wasser verdünnt genossen zu haben, denn der Dichter berichtet, Od. 9, 297, vom Polyphem, daß er ungetaufte Milch (*ἄκρητον γάλα*) trank, offenbar um ihn als recht unmäßig hinzustellen. Den sagenhaften Hippomolgen wird der Genuß von Stutenmilch zugeschrieben.

Merkwürdig ist, daß Eier trotz der Gänsehaltung der Penelope nicht erwähnt werden, und daß die hungernden Genossen des Odysseus an der Küste von Thrinakia keine Möveneier gesucht haben.

Endlich sei noch eines aus dem Tierreiche stammenden Nahrungsmittels gedacht, des Honigs (*μέλι*). Bienenzucht wurde schon zur Zeit des Dichters betrieben, wie die Erwähnung der als primitive Bienenstöcke verwendeten Mischgefäße und doppelgehenkelten Urnen aus Steingut (Od. 13, 103—112) zeigt. Daß der Honig ein beliebtes Nahrungs- und Genußmittel war, beweisen Vergleiche wie: Die Sirenen haben eine honigsüße Stimme (*μελίγηρυν ὄπα*); Nestors Rede fließt dahin, süßer als Honig (*μέλιτος γλυκίων*, Il. 1, 249). Von der Menge des produzierten Honigs zeugen die Krüge voll Honig, die am Scheiterhaufen des Patroklos aufgestellt wurden (Il. 23, 170).

Ein aus pramnischem Wein, geriebenem Ziegenkäse und Weizenmehl bereitetes Gemisch, dem in der Odyssee auch Honig beigemengt wurde (*κυκεών*), diente als Erfrischungsmittel (Il. 11, 624 und 638—641; Od. 10, 234—235, 290 und 316; 20, 68—69).

Welche Bedeutung zur Zeit des Dichters den Nahrungsmitteln aus dem Pflanzenreiche zugemessen wurde, ersieht man aus der Bezeichnung der Sterblichen als Verzehrer der Ackerfrüchte (*οἳ ἀρούρης καρπὸν ἔδουσιν*, Il. 6, 142) und des Weizen- und Gerstenmehls (*ἄλφιτα καὶ ἀλείατα*) als Mark der Männer (*μυελὸν ἀνδρῶν*, Od. 20, 108).

Ackerfrüchte waren die Getreidearten Weizen (*πυρός*), Spelt (*ζεία*), Einkorn (*ὄλυρα*) und Gerste (*κριθή* und *κρῖ*), sowie die Hülsenfrüchte Saubohne (*κύαμος*) und Kichererbse (*ἐρέβινθος*).

In den Gärten des Alkinoos und des Laertes wuchsen Weintrauben (*σταφυλή*), Feigen (*συκέη*), Äpfel (*μελέη*), Birnen (*ὄγχνη*), Granatäpfel (*ῥοία*) und Oliven. Diese Früchte des Ölbaumes (*ἐλαίη*) wurden wie Obst gegessen (Od. 11, 588—590). Speiseöl wurde daraus anscheinend nicht gewonnen, und das zum Salben des Körpers nötige

Öl war importiert. Ein Dörrplatz für Rosinen oder Korinthen fand sich bei den Gärten des Alkinoos (Od. 7, 123).

Ferner wurden verspeist die Zwiebel (κρόμυον) und der Lauch (πράσον). Daß der Mohn (μήκων), der im Garten gezogen wurde (Il. 8, 306), nicht lediglich Zierpflanze war, sondern auch zur Öl- und zur Opiumbereitung (s. S. 66) diente, ist sehr wahrscheinlich.

Es ist wohl anzunehmen, daß die trefflichen Früchte des Baumes φηγός, den man früher für die immergrüne Vallonaeiche gehalten, jetzt aber als die eßbare Kastanie erkannt hat, genossen wurden, wenn auch der Dichter darüber schweigt.

Von dem Weine werden wir das nötige berichten, wenn wir von den unliebsamen Folgen seines übermäßigen Genusses zu handeln haben (S. 64).

Mit Salz (ἅλς) wird das am Spieße bratende Fleisch bestreut. Auch bei der Brotbereitung wird es verwendet worden sein, denn es ist Od. 11, 123 von salzgemischter Nahrung (ἅλεσσι μεμιγμένον εἶδαρ) die Rede, und der Begriff εἶδαρ umfaßt auch die pflanzliche Nahrung (ἄνθινον εἶδαρ der sagenhaften Lotophagen, Od. 9, 84).

Als Nahrungsmittel für die der Mutterbrust entwöhnten Kinder der Heroenzeit werden genannt: zerschnittene Speise (ὄψον) und Wein (Il. 9, 485—491), Knochenmark und fettes Fleisch der Lämmer (Il. 22, 501—502), der Kykeon aus Käse, Honig und süßem Wein (Od. 20, 68—69), gebratenes Fleisch und Wein (Od. 16, 442—444).

Atmung, Stimme, Sprache.

Der Mensch lebt, solange der Atem (ἀυτμή) in der Brust weilt (Il. 9, 906), und stirbt, wenn die Seele (ψυχή, θυμός) den Körper verläßt, was durch Aushauchen geschieht (s. S. 39).

Zum Reden gehören Zunge, Mund und Stimme (Il. 2, 488—490); die Stimme kommt aus der Brust (Il. 3, 221), und das Wort entflieht dem Gehege der Zähne (s. S. 29).

Die Funktion des Kehlkopfs als Sprachorgan ist dem Dichter nach Il. 22, 322—330 bekannt; von der Todeswunde des Hektor heißt es:

„Rings zwar sonst umhüllt' ihm den Leib die eherne Rüstung,
Blank und schön, die er raubte, die Kraft des Patroklos ermordend;
Nur wo das Schlüsselbein den Hals abgrenzt von der Schulter,

Schien die Kehl' ihm entblößt, die gefährlichste Stelle des Lebens.
Dort mit dem Speer anstürmend durchstach ihn der edle Achilleus,
Daß ihm hindurch aus dem zarten Genick die Spitze hervordrang.
Doch nicht gänzlich die Kehle durchschnitt der eherne Speer ihm,
Daß er noch zu reden vermocht' im Wechselgespräche."

Es genügt, die beiden letzten Verse im Urtexte anzuführen:

οὐδ' ἄρ' ἀπ' ἀσφάραγον μελίη τάμε χαλκοβάρεια,
ὄφρα τί μιν προτιείποι ἀμειβόμενος ἐπέεσσιν·

um zu zeigen, daß die vorstehende Vossische Übersetzung falsch ist: die Lanze, die schräg durch den Hals ging, durchschnitt den Kehlkopf keineswegs „nicht gänzlich", sondern überhaupt nicht.

Bei der Erklärung dieser Stelle hat Finsler (II, 229) das Mißgeschick gehabt, *ἀσφάραγος* (Luftröhre und Kehlkopf) mit *ἀστράγαλος* (Halswirbel) zu verwechseln, denn er kommt zu der medizinischen Ungeheuerlichkeit: „Hier trifft er ihn tödlich, verletzt aber den Halswirbel nicht, so daß der Verwundete noch sprechen kann"!

Knaben singen mit dünner (*λεπταλέῃ*, Il. 18, 570—571), Herolde rufen mit durchdringender Stimme, sie sind *λιγύφθογγοι* (z. B. Od. 2, 6), und Stentors eherne Stimme (er ist *χαλκεόφωνος*, Il. 5, 785—786) schallt so laut wie 50 andere zusammen.

Mit der wachsenden Entfernung nimmt der Schall der Stimme ab (Od. 12, 197–198), und die Rufweite gilt als Maß der Entfernung (z. B. Od. 5, 400).

Zur Physiologie der Tränenabsonderung.

Vor dem Ausbruche der Tränen der Rührung stellt sich häufig ein stechender Schmerz im obersten Teile des Schlundes hinter der Nase ein. Dieses Gefühl hatte Odysseus beim Anblick seines im Greisenalter verwahrlosten Vaters (Od. 24, 318—319):

τοῦ δ' ὠρίνετο θυμός, ἀνὰ ῥῖνας δέ οἱ ἤδη
δριμὺ μένος προύτυψε, φίλον πατέρ' εἰσορόωντι.

Der stechende Schmerz wird durch Ausstrahlung der Nervenenergie aus dem Gebiete der Tränenabsonderungsnerven auf Schlundnerven hervorgerufen, die zur schmerzhaften Zusammenziehung von Schlundmuskeln führen.

Man hat diese Schilderung als eine bewußte häßliche Übertreibung der naturwahren Darstellungsweise des Dichters der Ilias durch einen späten Nachahmer getadelt; ob mit Recht? Jedenfalls ist sie physiologisch richtig.

Beim Anblick der um ihn weinenden Penelope unterdrückt Odysseus seine Tränen, da er sich ihr noch nicht zu erkennen geben darf (Od. 19, 209—212):

„Aber Odysseus
Fühlt' im innersten Herzen den Gram der weinenden Gattin;
Dennoch standen die Augen wie Horn ihm oder wie Eisen
Unbewegt in den Wimpern, denn klüglich hemmt er die Tränen."

Dieses willkürliche Hemmen der Tränen kommt zustande, wenn man die Augen so weit wie möglich öffnet und damit den Lidschlag unterdrückt. Dann verdunstet die sehr dünne Tränenschicht auf dem Augapfel in wenigen Sekunden und die weit aufgerissenen Augen und die unbewegten Augäpfel machen dabei den Eindruck von etwas Starrem oder Hartem, in der Sprache des Dichter von „Horn oder Eisen".

Die angebliche Farbenblindheit der homerischen Griechen.

Nach der Meinung des englischen Staatsmannes Gladstone und des Frankfurter Sprachforschers Lazarus Geiger waren die homerischen Griechen farbenblind. Ihr Gesichtssinn, meinte man, habe noch durchweg auf einer primitiven Stufe der Entwicklung gestanden, und wenn heutzutage auch noch hier und da einmal Farbenblindheit vorkomme, so sei das im Sinne der Darwinschen Lehre aufzufassen als ein Beispiel des Atavismus, d. h. des Rückschlags auf eine frühere Stufe noch unvollkommener Entwicklung. Aber die Gladstone-Geigersche Hypothese hat sich als falsch erwiesen [1].

Es ist gewiß auffällig, daß wir bei Homer z. B. keine Farbenbezeichnung finden, die mit Sicherheit als grün gedeutet werden kann, aber daraus darf nicht auf Grünblindheit geschlossen werden, denn Nichterwähntsein bedeutet nicht Fehlen! Wenn der Dichter irgend einen farbigen Gegenstand nannte, so mag er damit beim Hörer oder Leser schon die zugehörige Farbenempfindung erweckt haben, wie z. B. die verschiedenen Abstufungen von Grün bei der

[1] Aus der reichen Literatur hierüber verweise ich besonders auf Euler, Marburger Gymnasialprogramm 1903, und Veckenstädt, Geschichte der griechischen Farbenlehre, Paderborn 1888.

Aufzählung von nebeneinanderstehenden Erlen, Schwarzpappeln und Cypressen auf der Insel der Kalypso (Od. 5, 64), wozu v. 239 außer den genannten Bäumen noch die Tannen kamen. Der Gladstone-Geigerschen Hypothese lagen aber auch noch zwei andere schwere Irrtümer, ein sprachwissenschaftlicher und ein naturwissenschaftlicher, zugrunde. Der sprachliche Irrtum war, daß man aus einem bisweilen ungenauen Gebrauche der Farbenbezeichnungen auf die Unfähigkeit geschlossen hatte, Farben zu unterscheiden. Einige Beispiele mögen das Falsche einer solchen Schlußfolgerung deutlich machen. Die Jäger unter uns kennen fast jedes Stück Standwild in ihrem Reviere an der besonderen Farbe seiner Decke; sie können also feine Farbenunterschiede vortrefflich wahrnehmen; trotzdem reden sie von Rotwild und von Schwarzwild, obwohl jenes niemals rot und dieses niemals schwarz ist. Das dunkle Grün seiner Tannen hat dem Schwarzwalde den Namen gegeben, und den Wein, der goldgelb im Glase funkelt, nennen wir Weißwein. Wenn nun Homer das Blut bald schwarz, bald rot nennt und ein und denselben Wein einmal als schwarz (*μέλας*), ein andermal als rot (*ἐρυθρός*) bezeichnet (Od. 9, 196 und 208), so dürfen wir nicht vergessen, daß die Italiener noch heute ihren Rotwein vino nero nennen. Bei uns wie bei den alten Griechen handelt es sich eben nicht um einen Mangel in der Sinneswahrnehmung, sondern um eine unvollkommene Entwicklung des sprachlichen Ausdrucksvermögens für feine Farbenunterschiede.

Der andere, naturwissenschaftliche, Grundirrtum der Gladstone-Geigerschen Theorie war ihre voreilige Begründung auf die Darwinsche Lehre. Da die Theorie falsch war, ist auch diese ihre Begründung hinfällig geworden. Aber man hätte sie gar nicht aufstellen dürfen, ohne vorher bewiesen zu haben, daß ganz tiefstehende Menschenrassen, sog. wilde Völker, und daß frühere Entwicklungsstufen der Lebewesen, also Tiere, farbenblind sind. Gründliche Untersuchungen haben nachträglich gezeigt, daß das alles nicht zutrifft.

Ausdruck der Gemütsbewegungen.

Große Sorgfalt verwendet Homer auf die Beschreibung des körperlichen Ausdrucks der Seelenregungen bei Tieren und Menschen. Er ist darin der erste und bedeutendste Vorgänger Darwins. Beide

Forscher unterscheiden sich darin, daß Homer als erster[1] den Ausdruck der Gemütsbewegungen trefflich geschildert und sogar einige Male bei Mensch und Tier miteinander verglichen hat, während ihn Darwin, ebenfalls auf Grund vorzüglicher Beobachtungen, unter dem einheitlichen Gesichtspunkte der Entwicklungslehre betrachtet und so dem wissenschaftlichen Verständnis näher gebracht hat.

Beim Löwen kennt der Dichter als Ausdruck der zornigen Kampfbereitschaft das Herabziehen der Stirnhaut (s. unten), das Funkeln der Augen, die Schaumbildung im geöffneten Rachen und das Peitschen der Seiten und Hüften mit dem Schweife (Il. 20, 164—173).

Beim Wildschwein zeigt sich die Kampfbereitschaft im Entblößen der Hauzähne durch Rückwärtsziehen des Rüssels (Il. 11, 414—418), Sträuben der Borsten des Rückens (Il. 13, 471—475), oder Aufstellen des Borstenkammes (Od. 19, 444—447). Das Entblößen der Hau- oder Reißzähne ist nach Darwin bei vielen Tieren ein Zeichen der Kampfbereitschaft.

Der sterbende Hund Argos erkannte seinen nach langer Zeit heimgekehrten Herrn Odysseus. Als er dessen Stimme vernahm, erhob er den Kopf und spitzte die Ohren, und als ihm Odysseus nahekam, wedelte er mit dem Schwanze und ließ die Ohren sinken (Od. 17, 290—304). Das Kopfheben und Ohrenspitzen zeigt die erregte Aufmerksamkeit an, und das Niederlegen der Ohren und Schwanzwedeln die freudige Begrüßung des erkannten Herrn, wie Darwin nach eigenen Beobachtungen eingehend schildert, ohne zu ahnen, daß der alte Dichter das schon gewußt hat.

Alle diese Schilderungen sind also naturgetreu. Aber bei den von Kirke in Löwen und Wölfe verzauberten Menschen wird der Ausdruck der Gemütsbewegungen so geschildert, als ob sie in Hunde verwandelt wären, was ja in der Märchenerzählung nicht auffällig ist (Od. 10, 212—218).

Direkte Vergleiche des Ausdrucks der Gemütsbewegungen bei Tier und Mensch finden wir selten; dabei wird auch nur das beim Tier beobachtete ausführlich geschildert, und dann ganz kurz auf die ähnliche Seelenstimmung eines Helden hingewiesen, ohne deren körperlichen Ausdruck zu beschreiben.

---

[1] Im nachhomerischen Altertum haben die Scriptores physiognomonici ähnliche Studien getrieben. S. Foerster, Script. physiogn. graeci et latini Lipsiae MDCCCXCIII.

So z. B. Il. 17, 132—137:

„Aias mit breitem Schild den Menoitiaden bedeckend
Stand vor ihm, wie ein Löwe vor seine Jungen sich hinstellt;
Väterlich führt er die schwachen einher, da begegnen ihm plötzlich
Jagende Männer im Forst, und er zürnt wutfunkelnden Blickes,
Zieht die gerunzelten Brauen herab und deckt sich die Augen
(πᾶν δέ τ' ἐπισκύνιον κάτω ἕλκεται ὄσσε καλύπτων):
Also erschien dort Aias, den Held Patroklos umwandelnd."

Ferner Il. 6, 506—514:

„Wie wenn im Stall ein Hengst[1], mit Gerste genährt an der Krippe,
Mutig die Halfter zerreißt und stampfenden Laufs in die Felder
Eilt, zum Bade gewöhnt des lieblich wallenden Stromes,
Strotzender Kraft; hoch trägt er das Haupt und rings an den Schultern
Fliegen die Mähnen umher, doch stolz auf den Adel der Jugend,
Tragen die Schenkel ihn leicht zur bekannten Weide der Stuten:
Also wandelte Paris daher von Pergamos' Höhe,
Priamos' Sohn, umstrahlt von Waffenglanz wie die Sonne,
Freudigen Muts, und es flogen die Schenkel ihm."

Viel häufiger und sehr genau werden die Äußerungen der menschlichen Gemütsbewegungen für sich allein, d. h. ohne Vergleichung mit denen von Tieren, beschrieben.

Der homerische Mensch läßt sich von seinen Gefühlen ganz beherrschen und bemüht sich selten, ihre Äußerung zu unterdrücken. Seine Rührseligkeit z. B. ist auffallend groß, besonders in der Odyssee. Als Telemachos und Nestors Sohn Peisistratos bei Menelaos und Helene weilen, weinen sie alle maßlos beim Gedenken des verschollenen Odysseus, bis sie Peisistratos mit kurzen derben Worten zur Fassung mahnt. Vollen Erfolg erzielt er damit aber noch nicht; Helene muß erst noch „den Kummer und der Leiden Gedächtnis" durch das Beruhigungsmittel Nepenthes bannen (Od. 4, 100—229). Agamemnon (Il. 9, 13—15) und Patroklos (Il. 16, 3) vergießen Tränen, „einer Quelle vergleichbar, die aus jähem Geklipp hergießt ihr dunkles Gewässer", und Penelopes Tränenstrom wird Od. 19, 204—206 mit

[1] Voß u. a. übersetzen „Roß" statt Hengst, was schon mit Rücksicht auf den Gegensatz „Weide der Stuten" unzulässig ist. Hier ist ein brünstiger Hengst gemeint.

Gebirgswässern verglichen, die bei der Schneeschmelze aus den Ufern treten. Ebenso unmäßig wie oft das Weinen ist das unauslöschliche Lachen (ἄσβεστον γέλως) der Götter über den hinkenden Hephaistos (Il. 1, 599—600) und das sich Totlachen der Freier über die Niederlage des Bettlers Iros (γέλῳ ἔκθανον, Od. 18, 100).

Die physiologischen Äußerungen der Gemütsbewegungen geschehen unbewußt, sie sind einfache typische Reflexe. Ist aber der Affekt gewaltig, so gesellen sich dazu infolge des Überströmens der Nervenreizung halb willkürliche Bewegungen, wie bei Unwillen oder Trauer das Schlagen der Schenkel (z. B. Il. 12, 162—163; 15, 113 bis 114) oder der Brust (Il. 18, 31), das Ausraufen der Haare (Il. 10, 15; 18, 27; 22, 77—78 und 405 —406), das Zerkratzen der Wangen (Il. 2, 700), das Stöhnen und Jammern. Zu solchen halb willkürlichen Bewegungen gesellen sich mitunter willkürliche, konventionell gewordene, wie das Bestreuen des Hauptes mit Staub (Il. 18, 23; Od. 24, 316).

Die häufigsten typischen Gemütsreflexe sind Weinen und Lachen; beide begleiten viele und recht verschiedene Erregungen.

Was das Weinen betrifft, so überliefert uns der Dichter bemerkenswerte Beobachtungen zur Physiologie der Tränenabsonderung und über die Art, wie man Tränen unterdrücken kann, die wir schon auf S. 51—52 besprochen haben. Wegen körperlicher Schmerzen weint kein verwundeter Krieger, wohl aber der verächtliche, von Odysseus geprügelte Thersites (Il. 2, 265—269). Sonst ist bei Homer das Weinen nur Folge seelischer Regungen, z. B. der Trauer, des Trennungsschmerzes und der Sehnsucht, aber auch der Freude, wie bei Agamemnon, als er in der Heimat landete (Od. 4, 522), und der Empörung bei Diomedes, weil ihm Apollon den Rennsieg vereitelt hatte (Il. 23, 382—387). Der Tränenstrom schafft dem betrübten Herzen Erleichterung (z. B. Od. 4, 100—103), und Penelope weint sich in den Schlaf (Od. 1, 362—369; 16, 449—451); Weinen beeinträchtigt ihre Schönheit (Od. 2, 376), aber Abwaschen der Tränen und Salben der Haut stellt sie wieder her (Od. 18, 171—173).

Andromache lächelte unter Tränen, als ihr Hektor in der Abschiedsszene den kleinen Astyanax hinreichte (Il. 6, 484). Das schon erwähnte unauslöschliche Gelächter der Götter über den hinkenden Hephaistos hat Veranlassung zu der Bezeichnung „homerisches Gelächter“ gegeben. Sonst bietet sich in den beiden Epen noch dreimal ein Anlaß zu einem so ausgelassenen natürlichen Lachen: die Züchtigung des Krakeelers Thersites (Il. 2, 265—277) und des frechen Bettlers Iros (Od. 18, 99) durch Odysseus, sowie ein lächerliches Mißgeschick des Aias (Il. 23, 772—784). Was wir sonst von Lachen hören, ist das gezwungene Lächeln des Aias bei finsterem Gesichtsausdruck, als er in den Kampf gegen Hektor zog (Il. 7, 211—213), „das Lächeln der Here mit den Lippen bei finsterer Stirn", als sie sich ihrer Ohnmacht gegen den zürnenden Gatten bewußt wurde (Il. 15, 100—109), und das „sardonische" Lachen des Odysseus, als der Freier Ktesippos einen Kuhfuß gegen ihn warf (Od. 20, 299 bis 302). Was „sardonisch" bedeutet, ist unbekannt; aus der ganzen Sachlage geht nur hervor, daß Odysseus im Hinblick auf seine bevorstehende Rache mit höhnischer Bitterkeit lachte; wie sich der Dichter den Gesichtsausdruck dabei dachte, wissen wir nicht. Das Lachen mit fremden Kinnbacken (Od. 20, 347) ist ein Lachen mit krampfhaft verzerrten Gesichtszügen infolge der Geistesverwirrung, die Athene über die Freier verhängt hat, und entzieht sich deshalb der physiologischen Betrachtung.

Wir haben im vorstehenden Weinen und Lachen abschließend besprochen, weil sie bei verschiedenen Gemütsstimmungen ganz allein oder doch vorherrschend in Erscheinung treten, so daß sie den betreffenden Seelenzustand genügend kennzeichnen.

Es gibt aber seelische Zustände, die sich gleichzeitig an verschiedenen Körperteilen und in verschiedener Weise nach außen abspiegeln. Sie müssen deshalb einzeln in allen ihren Äußerungsformen besprochen werden.

Angst, Schrecken und Entsetzen. Der Furchtsame wird Il. 13, 279—283 folgendermaßen beschrieben:

„Denn dem Zagenden wandelt die Farbe sich anders und anders;
Auch nicht ruhig zu sitzen vergönnt sein wankender Geist ihm,
Sondern er hockt unstät, auf wechselnden Knieen sich stützend,
Und ihm klopfet das Herz voll Ungestüms in dem Busen,
Ahnend das Todesgrauen, und dem Schaudernden klappern die Zähne."

τοῦ μὲν γάρ τε κακοῦ τρέπεται χρὼς ἄλλυδις ἄλλῃ,
οὐδέ οἱ ἀτρέμας ἧσθαι ἐρητύετ' ἐν φρεσὶ θυμός,
ἀλλὰ μετοκλάζει καὶ ἐπ' ἀμφοτέρους πόδας ἵζει,
ἐν δέ τέ οἱ κραδίη μεγάλα στέρνοισι πατάσσει
κῆρας διομένῳ, πάταγος τέ τε γίνετ' ὀδόντων.

Hier haben wir als Folgen der Angst: Erbleichen, körperliche Unruhe, Herzklopfen und Zähneklappern, Erscheinungen, die mit Ausnahme der körperlichen Unruhe an vielen anderen Stellen in gleicher oder ähnlicher Weise vorkommen. So finden wir das Erbleichen in den Wendungen *τρέπεται χρώς* Il. 13, 279 und *ὦχρος τέ μιν εἷλε παρειάς* Il. 3, 35, *ὠχρήσαντα χρόα,* Od. 11, 529 und in der Bezeichnung der Furcht als bleich: *χλωρὸν δέος* (Il. 7, 470; Od. 11, 633 und öfter). Herzklopfen aus Angst wird z. B. auch noch Il. 7, 216 erwähnt, mit den Worten *Ἕκτορι τ' αὐτῷ θυμὸς ἐνὶ στήθεσσι πάτασσεν,* wobei *θυμός* an Stelle von *κραδίη* (s. die oben zitierten Verse) steht, und Il. 22, 451—452: *ἐν δέ μοι αὐτῇ στήθεσι πάλλεται ἦτορ ἀνὰ στόμα,* eine Wendung, die bereits auf S. 25 erklärt wurde. Das Zähneklappern findet sich außer an der oben zitierten Stelle auch Il. 10, 374—376.

Weitere Folgen des Schreckes sind Sträuben der Haare an den Gliedern, die sog. Gänsehaut, Il. 24, 358—360:

ὣς φάτο· σὺν δὲ γέροντι νόος χύτο, δείδιε δ' αἰνῶς,
ὀρθαὶ δὲ τρίχες ἔσταν ἐνὶ γναμπτοῖσι μέλεσσιν,
στῆ δὲ ταφών,[1])

ferner Versagen der Kniee, das sich bald in Starrwerden (*γοῦνα πήγνυται,* Il. 22, 452—453), bald in Erschlaffung derselben (*λύτο γούνατα,* z. B. Od. 5, 295) äußert, sowie Zittern der Glieder bzw. ihrer Weichteile, z. B. *τρέμον δ' ὑπὸ γυῖα* (Od. 11, 527), *ὑπό τε τρόμος ἔλλαβε γυῖα* (Il. 3, 34), *τρόμος αἰνὸς ὑπήλυθε γυῖα* (Il. 7, 215) und *σάρκες περιδρομέοντο μέλεσσιν* (Od. 18, 77).

Angst und Schreck können auch lähmend auf die Sprache und auf den ganzen Körper wirken. Eurylochos, der dem Odysseus die Nachricht von der Verwandlung seiner Genossen durch Kirke in Tiere brachte, versuchte vergeblich zu reden; es war ihm als müsse er wehklagen, aber er konnte es nicht, nur die Tränen standen ihm in den Augen (Od. 10, 244—250). Als Antilochos den Tod des Patroklos erfuhr, versagten ihm Sprache (*δὴν δέ μιν ἀμφασίη ἐπέων λάβε*) und Stimme (*θαλερὴ δέ οἱ ἔσχετο φωνή* Il. 17, 695—696), und wörtlich das gleiche widerfuhr der Penelope, als sie von dem Anschlag der Freier auf Telemachos hörte (Od. 4, 704—705).

[1] Voß übersetzt falsch: „Aufrecht starrten die Haare", und „gelähmt an den biegsamen Gliedern stand er erstaunt", statt: „aufrecht starrten die Haare an den gebogenen Gliedern, und gelähmt stand er da".

Völlig vom Schreck gelähmt wurden Alkathoos, der unbeweglich stand und nicht fliehen konnte, als ihm Idomeneus entgegentrat (Il. 13, 434—440), und Thestor, der im Streitwagen sitzen blieb und die Zügel fallen ließ, als ihm Patroklos nahte (Il. 16, 401—410).

Voß übersetzt oft *ἱδρώς* mit Angstschweiß, während der Dichter nur von Schweiß durch körperliche Anstrengung redet, z. B. Il. 23, 688.

Angst und Schreck sind hiermit erledigt. Es bleiben noch die dem Helden ziemenden Gemütsbewegungen: Verachtung, Unwille, stiller Ingrimm, Entrüstung, Zorn, Wut und Haß.

Verachtung zeigt sich in dem Messen des Gegners mit den Augen von unten nach oben: *ὑπόδρα ἰδών*, Il. 1, 148; Od. 17, 459 und an vielen anderen Stellen.

Der Unwille und der stille Ingrimm kommen zum Ausdruck in den Wendungen *κινήσας δὲ κάρη* (Od. 5, 285), *ἀλλ' ἀκέων κίνησε κάρη, κακὰ βυσσοδομεύων* (Od. 20, 184), und in dem Bellen des Herzens (*κραδίη δέ οἱ ἔνδον ὑλάκτει*), das bereits auf S. 25 erklärt wurde. Starken Ingrimm bedeutet auch das „sich auf die Lippen beißen" (*ὀδὰξ ἐν χείλεσι φύντες*, Od. 1, 381).

Der Zorn und die Galle haben denselben Namen: *χόλος*. Im anatomischen Sinne wird der Galle nur Il. 16, 203 gedacht, wo es zur Erklärung des zornigen Gemüts des Achilleus heißt, daß ihn seine Mutter mit Galle genährt hätte (*χόλῳ ἄρα σ' ἔτρεφε μήτηρ*). Der Zorn sitzt in der Brust (Il. 9, 553—554), und das Herz schwillt vor Zorn (Il. 9, 646); er schleicht sich in der Männer Brust wie sanft eingleitender Honig und wächst dann auf wie rauchendes Feuer (Il. 18, 109—110). Die Augen des Zornigen glänzen wie leuchtendes Feuer (*πυρὶ λαμπετόωντι ἐΐκτην*, Il. 1, 104 und Od. 4, 662), strahlen wie lodernde Glut (*δεινὸν ὑπὸ βλεφάρων ὡς εἰ σέλας ἐξεφάανθεν* Il. 19, 16—17) und leuchten unter den düsteren Brauen (*λαμπέσθην βλοσυρῇσιν ὑπ' ὀφρύσιν*, Il. 15, 605—610). An der letztgenannten Stelle tritt dem Zornigen auch Schaum vor den Mund (*ἀφλοισμὸς δὲ περὶ στόμα γίγνετο*) und Il. 19., 365—366 knirscht er mit den Zähnen (*τοῦ καὶ ὀδόντων μὲν καναχὴ πέλε*). Gewaltige Wut (*λύσσα*) treibt den Hektor, weder Menschen noch Götter zu achten (Il. 9, 237—239). An einer anderen Stelle (Il. 8, 299) wird er als wütender Hund (*κύων λυσσητήρ*) bezeichnet.

Hygienisches.

Eine hervorragende Rolle spielt bei den Helden Homers die Körperpflege, vor allem das Bad. Ich lasse hierüber Finsler (I, 131) zu Wort kommen: „Andromache läßt Hektor das Badewasser wärmen, damit es bei seiner Heimkehr bereit stehe (Il. 22, 442—444). Nach der Rückkehr von ihrem nächtlichen Streifzug waschen sich Diomedes und Odysseus erst im Meer und steigen dann in Wannen mit Süßwasser (Il. 10, 572—579). Dem siegreichen Achilleus wird von den Fürsten in Agamemnons Zelt zuallererst ein warmes Bad angeboten (Il. 23, 38—41). Nach der Auffassung der Odyssee gehört das Bad zu den dringendsten Bedürfnissen eines angenehmen Lebens. Odysseus sieht mit Behagen das warme Bad, dessen er seit seiner Abfahrt von Kalypso entbehrt hat (Od. 8, 449—455). Es ist das erste, was dem ankommenden Gaste angeboten wird (Od. 4, 48). Nach dem Bade wird der Körper mit Olivenöl eingerieben, ‚damit die Haut nicht spröde werde'. Da das Olivenöl zu Homers Zeit noch ein teurer Importartikel war, so wird das Salben nur beim reichen Adel üblich gewesen sein.

Das Händewaschen vor der Mahlzeit (z. B. Od. 4, 52—54) war gewiß hygienisch zweckmäßig, da man nicht nur Gebackenes, sondern auch Gebratenes mit den Fingern zum Munde führte; es scheint aber auf der religiösen Vorstellung beruht zu haben, daß man den Göttern, denen meist vor dem Essen eine Trankspende dargebracht wurde, nicht mit unreinen Händen nahen dürfe (Od. 3, 444 bis 446). Zum Waschen von Gesicht, Brust und Händen bediente sich Hephaistos eines Badeschwammes (Il. 18, 414—415), wie man ihn auch zum Abwaschen der Speisetische nach dem Mahle (Od. 1, 111; 20, 151—152) und zu ihrer Reinigung von dem Blute der Freier (Od. 22, 437—439) verwandte.

Daß die „Entsündigung" der Völker und das „ins Meer werfen der Befleckung", um die Pest zu beendigen (Il. 1, 313—314), eine hygienische Maßregel gewesen sei, läßt sich nicht beweisen.

Wohl aber galt das Ausschwefeln als eine solche. In der Ilias tritt das freilich noch nicht hervor, wenn Achilleus in der Fürbitte für das Leben des Patroklos den Becher, aus dem er nur dem Zeus spendete, erst mit Schwefel reinigt und dann mit Wasser ausspült (Il. 16, 225 bis 232). Als aber Odysseus (Od. 22, 480—494) nach dem Freiermorde Saal, Haus und Hof mit brennendem Schwefel (*ϑέειον*) ausräucherte, nannte er den Schwefel *κακῶν ἄκος*, d. h. nicht Abwehr von Bösem, sondern Abwehr von Krankheiten, denn *κακά* sind, wie sich aus der Bezeichnung der Ärzte als *ἰητῆρες κακῶν* (Od. 17, 384) ergibt, Krankheiten[1].

Eine Übung für den Krieg ist der Sport, wenn er auch nicht ausdrücklich als solche bezeichnet wird. Wir lernen seine Arten in den Wettspielen zu Ehren des Patroklos (Il. 23, 257 u. f.) kennen: Wagenrennen, Faustkampf, Ringkampf, Wettlauf, Speerkampf, Kugelwurf und Taubenschießen. Bei den Freiern kommt noch Diskuswerfen dazu (Od. 4, 626). Dieses und den Weitsprung üben auch die Phaiaken.

Innere Krankheiten.

Malgaigne war noch 1842 der Meinung, Homer hätte keine inneren Krankheiten gekannt und es hätte zu seiner Zeit auch keine Ärzte gegeben, die solche behandelten, aber Daremberg hat 1865 die Unhaltbarkeit dieser Ansicht nachgewiesen. Freilich treten die inneren Krankheiten in Ilias und Odyssee hinter den Kriegsverletzungen an Zahl weit zurück und finden nur kurze Erwähnung. Es mag das zum Teil daran liegen, daß die Mitteilung ihres Verlaufs im Einzelnen keine Aufgabe für ein Heldenepos ist. Auch ist es bei der homerischen Auffassung innerer Krankheiten als von den Göttern gesandter Verhängnisse kein Wunder, daß der Dichter nichts von ihrer Heilung durch menschliche Kunst berichtet:

νοῦσόν γ' οὔ πως ἔστι Διὸς μεγάλου ἀλέασθαι,

„vor der Krankheit des großen Zeus ist nirgends Entrinnen" besagt Od. 9, 411, und wenn eine innere Krankheit heilt, so geschieht das wiederum durch eine Gottheit. Von dem im Meere treibenden Odysseus heißt es Od. 5, 394—398:

„So erfreulich den Kindern des lieben Vaters Genesung
Kommt, der lange schon an brennenden Schmerzen der Krankheit
Niederlag und verging, vom feindlichen Dämon gemartert,
Aber ihn heilen nun zu der Kinder Freude die Götter,
So erfreulich war ihm der Anblick des Landes und Waldes":

[1] Bisher haben die Erklärer dem Schwefel nur ganz allgemein eine heiligende, weihende Kraft zugeschrieben. Vgl. Ameis-Hentze zu Od. 22, 481.

ὡς δ' ὅτ' ἂν ἀσπάσιος βίοτος παίδεσσι φανήῃ
πατρός, ὃς ἐν νούσῳ κῆται κρατέρ' ἄλγεα πάσχων,
δηρὸν τηκόμενος, στυγερὸς δέ οἱ ἔχραε δαίμων,
ἀσπάσιον δ' ἄρα τόν γε θεοὶ κακότητος ἔλυσαν,
ὣς 'Οδυσῆ' ἀσπαστὸν ἐείσατο γαῖα καὶ ὕλη.

Trotzdem läßt sich klar erkennen, daß mindestens dem Dichter der Odyssee die Behandlung auch innerer Krankheiten durch die Ärzte bekannt war, denn Od. 17, 384 wird der *ἰητὴρ κακῶν* genannt, ein *δημιοεργός*, den man ruft, wenn man seiner bedarf, und da in der Odyssee *νοῦσος* und *κακότης* (s. die eben angeführten Verse) gleichermaßen „innere Krankheit" bedeutet, so werden wohl auch die *κακά*, die der *ἰητὴρ κακῶν* behandelt, innere Krankheiten gewesen sein, aber wie sie behandelt wurden, erfahren wir nicht.

Innere Krankheit (*νοῦσος*) wird Il. 13, 667 als betrüblich oder leidig (*ἀργαλέη*) und 669 als fürchterlich (*στυγερή*), die Pest als *νοῦσος κακή*, *λοιμός* und *ἀεικέα λοιγόν* (Il. 1, 10; 1, 61; 1, 456) bezeichnet.

Um den Priester Chryses zu rächen, dem Agamemnon die Tochter vorenthielt, sandte Apollon den Achaiern die Pest (Il. 1, 44—52):

„Schnell von den Höhn des Olympos enteilet' er, zürnenden Herzens,
Auf der Schulter den Bogen und rings verschlossenen Köcher.
Laut erschollen die Pfeile zugleich an des Zürnenden Schulter,
Als er einher sich bewegt'; er wandelte düster, wie Nachtgraun;
Setzte sich dann von den Schiffen entfernt und schnellte den Pfeil ab,
Und ein schrecklicher Klang entscholl dem silbernen Bogen.
Nur Maultier' erlegt er zuerst und hurtige Hunde,
Doch nun gegen sie selbst das herbe Geschoß hinwendend,
Traf er; und rastlos brannten die Totenfeuer in Menge."

Die wenigen Zeilen, die uns diese Pest vorführen, haben den ärztlichen Erklärern viel Kopfzerbrechen gemacht; aber alle Versuche, in der Seuche eine der heute bekannten wiederzuerkennen, waren vergeblich und werden voraussichtlich vergeblich bleiben, denn keine uns heutzutage bekannte Epidemie befällt zuerst Hunde und Maultiere und dann erst den Menschen. Wenn es sich um Rinder und Schweine gehandelt hätte, und nicht um Maultiere und Hunde, könnte Richter recht haben, der die Pest für Milzbrand erklärt.

Gab es nun zu Homers Zeit eine solche Krankheit? Epidemien, die wir auf parasitäre Lebewesen zurückführen, kommen und vergehen mit diesen. Der berüchtete „englische Schweiß", der sich zuerst 1485 zeigte und 1529 mit verheerendem Ausbruch auf das Festland übergriff, ist 1551 endgültig, offenbar für immer, erloschen (von Brunn), und der „Hospitalbrand", der noch in den deutschen Einigungskriegen wütete, ist seitdem verschwunden und auch im Weltkrieg nicht wiedergekehrt, so daß ihn die jetzt lebenden Ärzte nicht mehr gesehen haben. Möglich erscheint es also, daß es in uralten Zeiten Volksseuchen gegeben hat, die mit dem völligen Aussterben ihrer Erreger auf immer erloschen sind.

Es ist sehr wahrscheinlich, daß es auch mit der homerischen Pest so gegangen ist, denn der Stoiker Herakleitos (8—900 Jahre nach der Entstehung der Ilias) bezeichnet den *Ἀλληγορίαι Ὁμηρικαί* c. 14 den Umstand, daß vor den Menschen zuerst Tiere befallen worden seien, als den Tatsachen entsprechend.

Jedenfalls ist es eine richtige Beobachtung, daß die homerische Pest im Lager auftritt, wo die Volksmassen in schlechten Wohnungen dicht zusammengepfercht sind, und daß sie die nicht so eng wohnenden und auch wohl besser genährten Fürsten verschont. Ähnliches kennen wir noch heute vom Flecktyphus und von der Cholera, von der man geradezu gesagt hat, daß sie die soziale Atmosphäre reinige. Auch ist es eine zweckmäßige Maßregel, daß Agamemnon nach Versöhnung des Gottes die Völker sich entsündigen und die „Befleckung" ins Meer werfen ließ, wenn man unter Befleckung (*λύματα* v. 314) die Anhäufung von Schmutz im Lager verstehen darf, was aber nicht sicher ist.

Die Pest dauerte nach Homer 12 Tage. Wenn Daremberg meint, eine solche Massenerkrankung hätte nicht in so kurzer Zeit austoben können, so ist ihm zu entgegnen, daß die homerischen Zeitangaben nicht selten ungenau sind.

In der Odyssee 15, 407—408 lesen wir von der Insel Syrie, daß dort niemals Hungersnot oder eine der anderen schrecklichen Seuchen herrsche:

πείνη δ' οὔ ποτε δῆμον ἐσέρχεται, οὐδέ τις ἄλλη
νοῦσος ἐπὶ στυγερὴ πέλεται δειλοῖσι βροτοῖσιν,

woraus hervorgeht, daß man die Hungersnot, die den Boden für Seuchen vorbereiten kann, schon selbst als Seuche angesehen hat.

Schon 1700 hat **Brendel** erkannt, daß Il. 22, 25—31 die **Malaria** erwähnt wird: Das Erscheinen des Sirius in der Opore (August und September) fällt mit dem Auftreten der Malaria zusammen:

κακὸν δέ τε σῆμα τέτυκται
καί τε φέρει πολλὸν πυρετὸν δειλοῖσι βροτοῖσιν.

Daremberg spottet über diese Erklärung **Brendels**, aber mir scheint sie richtig, denn ich sehe in den Worten *πολλὸν πυρετόν* nicht die starke Hitze der Jahreszeit, sondern die vielen Fieberanfälle, die der Malaria eigen sind. Auch **Finsler** I, 76 und 110 denkt hier an Malaria.

Die **Seekrankheit** findet Od. 14, 252—256 Erwähnung: Schiffer überlassen sich einem günstigen Winde und dem Steuer und gleiten unversehrt und ohne Krankheit (*ἄνουσοι*) dahin; da kann nur Seekrankheit gemeint sein.

Gesundheitsschädigung durch **Erkältung** befürchtet Odysseus Od. 5, 465—469; 14, 457—502 und 17, 22—25.

Rauchvergiftung erwähnt Hektor Il. 8, 181—183 und 9, 243: er will Feuer in die Schiffe der Achaier werfen und sie selber töten, wenn sie vom Rauche betäubt sind (*ἀτυζομένους ὑπὸ καπνοῦ*).

Lebenzerstörende Gifte (*θυμοφθόρα φάρμακα*), fürchtet einer der Freier, werde sich Telemachos aus Ephyre holen und ihnen allen zum Verderben in den Wein mischen. Von Pfeilgift und Schlangengift wird bei den Verwundungen zu sprechen sein.

Mehr ist von der **akuten Alkoholvergiftung** zu sagen. Die Helden sind im Weingenusse mäßig, sie trinken nur bei der Mahlzeit, und nur dem Ehrengaste wird mehr als den anderen zugemessen (z. B. Il. 4, 261—263; 9, 202—204). Niemand erhält den Wein unverdünnt; das Maß der Verdünnung wird nur bei dem ismarischen Wein (Od. 9, 209), einem sehr starken, wohl aus Rosinen gekelterten Wein als ein Becher Wein auf 20 Becher Wasser angegeben. Gute Sorten wußte man zu würdigen: Die Blume (*ὀδμή*) des ismarischen Weines, ein alter (*παλαιός* Od. 2, 340) und ein 11 Jahre gepflegter Wein (Od. 3, 391) werden gerühmt. Die Beiwörter bezeichnen die Süße (*μελίφρων*, *μελιηδής*, *ἡδύποτος*) oder das Funkeln (*αἴθοψ*), die Farbe (*μέλας*, *ἐρυθρός*), die Güte (*θεῖον ποτόν*).

Über den Nutzen des Weingenusses waren schon in Ilion die Meinungen geteilt. Als Hektor ermattet aus dem Kampfe heimkehrt, bietet ihm seine Mutter (Il. 6, 258—265) den stärkenden Trunk:

„Aber verzeuch', bis ich jetzo des süßen Weines dir bringe,
Daß du Zeus dem Vater zuvor und den anderen Göttern
Sprengest und dann auch selber des Labetrunks dich erfreuest,
Denn dem ermüdeten Mann ist der Wein ja kräftige Stärkung,
So wie du dich ermüdet, im Kampf für die Deinigen stehend."

Der Angeredete aber ist anderer Meinung:

„Ihr antwortet drauf der helmumflatterte Hektor:
Nicht des süßen Weins mir gebracht, ehrwürdige Mutter,
Daß du mich nicht entnervst, und des Muts und der Kraft ich vergesse."

Trunkenheit finden wir bei den stets mäßigen Helden nicht, wohl aber — anscheinend in leichtem Grade — bei den Freiern (Od. 2, 394—399), ferner in einer Heeresversammlung, die „nicht der Ordnung gemäß" erst gegen Sonnenuntergang, d. h. nachdem das Heer schon tüchtig gezecht hatte, einberufen worden war (Od. 3, 137—139), und beim Elpenor (Od. 10, 552—560). Die Trunkenheit des Kyklopen und die des Kentaur Eurytion scheiden als Märchen aus, sie lassen aber erkennen, daß der Dichter die sinnbetörende und Erbrechen erregende Wirkung übermäßigen Weingenusses wohl kannte. Das fröhliche Anfangsstadium der Alkoholvergiftung schildert Odysseus in den köstlichen Worten (Od. 14, 462—466):

„Höre mich jetzt, Eumaios, und hört, ihr übrigen Hirten!
Rühmend red' ich ein Wort, vom betörenden Weine besieget,
Welcher den Weisesten oft anreizt zu lautem Gesange,
Ihn zum herzlichen Lachen und Gaukeltanze verleitet,
Und manch' Wort ihm entlockt, das besser wäre verschwiegen!"

Von der Behandlung innerer Krankheiten findet sich, wie schon gesagt, nichts. Friedreich hat zwar vermutet, daß das besänftigende oder beruhigende Streichen mit der Hand (Il. 1, 361; 6, 485) eine Art Magnetisieren sei, was schon deshalb nicht stimmen kann, weil es sich dabei gar nicht um Kranke handelt.

Hier ist noch das Pharmakon Nepenthes der Helene: „Kummer zu tilgen und Groll und aller Leiden Gedächtnis" (Od. 4, 221) anzuführen. Wie schon 1817 der Botaniker K. Sprengel erkannt hat, ist dieses Mittel, das Helene in den Wein warf (*βάλε*) eingetrockneter

Mohnsaft, also Opium, gewesen. Der Pharmakologe Schmiedeberg schreibt 1918: „Die Wirkungen geeigneter kleinerer Gaben des Opiums bestehen darin, daß die Empfänglichkeit bestimmter Tätigkeitsgebiete des Gehirns für körperliche Einflüsse und psychische Eindrücke der Außenwelt sowie für die aus inneren Vorgängen auftretenden Vorstellungen eine mehr oder weniger starke Einschränkung erfährt. Infolge dieser Grundwirkung werden alle Empfindungen, selbst Schmerzen, sowie unangenehme Gemeingefühle aller Art gemäßigt oder unterdrückt. Gemütsbewegungen und Seelenleid verursachende Vorstellungen bestehen zwar fort, aber es tritt ein Zustand der Gleichgültigkeit gegen sie ein. Die wenigen Worte des angeführten Verses und das weitere Verhalten der Personen umfassen alles Wesentliche dieser Wirkung: Kummer und Trauer, Verbitterung und Groll gegen das Geschick, das den Odysseus fern hält, werden unterdrückt, aber die Gespräche beim Mahle über gleichgültigere Dinge erleiden keine Einschränkung. Die Opiumwirkungen werden in den folgenden Versen noch weiter ausgeführt. Wer das genossen, würde an dem Tage wohl keine Träne vergießen, auch nicht, wenn ihm Mutter und Vater stürben und wenn man vor seinen Augen den Bruder oder den geliebten Sohn mit dem Schwerte umbrächte. Hier wird ein höherer Grad der Wirkung geschildert, als der, welchen Helena hervorzurufen beabsichtigte. Auch diese Wirkungen stimmen mit denen des Opiums völlig überein, wie sie bei Opiumessern und Opiumrauchern auftreten. Diese werden von allen Einwirkungen und Eindrücken der Außenwelt völlig losgelöst und in einen geistigen Dämmerungszustand versetzt, in welchem nur traumhafte, unklare, verschwommene Vorstellungen und Visionen auftreten, die wie Schattenbilder durch das Gehirn ziehen oder sich darin fortsetzen."

„Es gibt kein zweites Mittel auf der ganzen Erde, das in dieser Weise wirkt, auch nicht der aus dem Hanf gewonnene Charas oder Haschisch, welcher direkt lebhafte Phantasien und Illusionen hervorruft und dadurch zu unmotivierten Bewegungen und Handlungen aller Art führt. Deshalb erscheint es völlig ausgeschlossen, daß Homer die von ihm so zutreffend geschilderten Opiumwirkungen rein erfunden hat. Er hat vielmehr gewußt, daß damals ein solches Mittel benutzt wurde. Alles übrige ist erdichtet, namentlich auch die Herkunft des Nepenthes aus Ägypten, wo Helene es von der Polydamna, der Gemahlin des Thon, erhalten habe.

In alter Zeit scheint der Mohn in Ägypten unbekannt oder unbeachtet gewesen zu sein."

Die Frage, woher, wenn nicht aus Ägypten, die homerischen Griechen ihre Kenntnis des Opiums und seiner Wirkungen erhalten haben können, ist viel diskutiert worden. Schmiedeberg hat übersehen, daß schon die Ilias den Mohn (*μήκων*) als Kulturpflanze gekannt hat: 8, 306—308 wird die Wirkung eines Pfeilschusses auf den Gorgythion folgendermaßen geschildert:

„So wie der Mohn zur Seite das Haupt neigt, welcher im Garten
Steht, von Wuchs belastet und Regenschauer des Frühlings,
Also neigt er zur Seite das Haupt, vom Helme beschweret."

Es ist also, wie Fellner meint, anzunehmen, daß der Mohn bereits zu Homers Zeit nicht nur zur Gewinnung von Speiseöl, sondern auch von Opium in den Gärten kultiviert wurde. Auffallend ist freilich, daß weder die hippokratischen Schriften, noch Theophrast und Dioskorides etwas von der in der Odyssee so treffend geschilderten Wirkung des Opiums wissen. Man darf nach Schmiedeberg aus diesem Umstand schließen, „daß in den, diesen Schriftstellern bekannten Ländern ein derartiger Opiumgenuß nicht üblich war, sondern daß dieser in einem Winkel eines entlegenen Landes entstanden ist und sich von dort nicht weiter verbreitet hat. Homer muß von diesem Lande und dessen Volk Kunde gehabt haben. Unter den von ihm genannten Völkern kommen nur die Erember [1] in Betracht, die in der Ilias noch nicht genannt werden, sondern erst wie das Opium in der Odyssee auftauchen. Sie werden schon im Altertum als Araber gedeutet [2]. Mit dieser Annahme steht auch in Einklang, daß in späterer Zeit die Verbreitung des Opiums und sein Gebrauch als Genußmittel durch die Araber geschah."

Für die Deutung des Nepenthes als Opium spricht auch noch eindrücklich, daß der Dichter es Od. 4, 227—230 dem Pflanzenreiche entstammen läßt, und daß es Menelaos für Helene von den Erembern selber erhalten haben kann, die er auf seiner Heimfahrt von Ilion besucht hat.

Es sei noch erwähnt, daß das vielumstrittene Zaubermittel der Kirke, mit dem sie Menschen in Tiere verwandelte (Od. 10, 212—218,

[1] Od. IV, 84. [2] Buchholz: Homerische Realien, 1. Bd., 1. Abt. 1871. Das Land der Erember, S. 285.

233—243), ebensowenig wie die als Gegenzauber wirkende Pflanze μῶλυ (Od. 10, 286—292, 233—243) irgendeine medizinische Wirkung entfaltete.

Geistesstörungen.

Einen besonders interessanten Krankheitsfall führt uns der Dichter in der Melancholie des Bellerophontes vor. Von diesem Helden heißt es Il. 6, 200—201:

„Aber nachdem auch dieser den Himmlischen allen verhaßt ward,
Irrt er einsam umher, sein Herz von Kummer verzehret,
Durch die aleische Flur, der Sterblichen Pfade vermeidend."

Daß Bellerophontes an Melancholie litt, geht deutlich aus des Dichters Worten hervor: gramvollen Herzens irrt er umher und weicht seinen Mitmenschen aus. Wenn der Dichter als Ursache des Leidens anführt, daß der Kranke „den Himmlischen allen verhaßt ward", so ist es auffallend, daß nicht auch, wie in allen andern ähnlichen Fällen, die Ursache des Götterzornes angegeben wird. Der hier nicht motivierte Haß der Götter macht deshalb den Eindruck einer reinen Verlegenheitserklärung. Und doch erscheint dem Arzte die Melancholie ausreichend begründet, denn der Dichter enthüllt uns Lebensschicksale des Unglücklichen, die seine Geistesstörung verständlich machen. Des Königs Proitos Weib Anteia sucht den blühenden Jüngling zu verführen, aber er weist ihre verbrecherischen Werbungen zurück. Darob ergrimmt die Verschmähte und sucht ihn zu vernichten, indem sie ihn bei ihrem Gemahle Proitos verleumdet, als ob er ihr nachstelle. Der entrüstete Proitos trachtet ihm deshalb nach dem Leben und schickt ihn mit einem Uriasbriefe zu einem Fürsten in Lykien. Dieser sucht den niederträchtigen Auftrag auszuführen, indem er den Verleumdeten zu gefahrvollen Unternehmungen aussendet. Er muß zuerst das Ungeheuer Chimaira, dann das gewaltige Volk der Solymer und zuletzt die Amazonen bekämpfen. Als er das alles gegen jede Erwartung vollbracht hat, wird ihm bei der Rückkehr noch ein gefährlicher Hinterhalt gelegt, aus dem er sich aber glücklich heraushaut, worauf ihn endlich der Lykierfürst „als den Held aus göttlichem Samen" erkennt und ihm seine Tochter zum Weibe gibt, mit der er drei Kinder zeugt, von denen ihm dann zwei in blühender Jugend hinsterben. Das Erdulden schmachvoller Verleumdung und heimtückischer Verfolgung in Verbindung mit unerhörter Anspannung aller Kräfte in fast übermenschlichen Kämpfen und zuletzt noch der Verlust zweier Kinder — das alles sind Schicksale, wie sie wohl einen Menschen geisteskrank machen können. Der Dichter aber, der uns den Bellerophontes als Irren vorführt, hat dessen Lebensgeschichte in Anlehnung an die irgendeines durch schwere Schicksalsschläge schwermütig Gewordenen ausgemalt und damit uns die Entstehung der Krankheit verständlich gemacht, die er dem ganz unmotivierten Hasse aller Götter zuschreibt.

Sonst finden wir von Geistesstörungen nur weniges. Bacchantische Exaltationen, offenbar eine Erinnerung an einen Dionysoskultus im Mutterland, kennt die Ilias 6, 132ff.; 22, 460—461. Wendungen, wie „die Götter nahmen ihm den Verstand" und ähnliches sind, wie Heiberg mit Recht sagt, nicht medizinisch aufzufassen, und die Verwandlung der Genossen des Odysseus in Schweine durch Kirke hat keine medizinische Unterlage. Das Wort rasen (*μαίνεσθαι*) kann sowohl wilde Kampfeslust wie heftige Leidenschaft bezeichnen (Il. 5, 185; 24, 114), mehr aber nicht. Das Wort *λύσση* für Kampfraserei (Il. 9, 239, 305; 21, 542; 13, 53) mag nach Heiberg auf Erfahrungen in der Richtung von Berserkerwut deuten; denn das Wort bedeutet auch Hundswut (Il. 8, 299). Als der Seher Theoklymenos den Tod der Freier prophezeit und im Geiste Blut und Leichen schaut, halten die Freier ihn spöttisch für verrückt (Od. 20, 350ff.). Auf die Kunde von dem siegreichen Vorrücken der Achaier eilt Andromache zur Mauer „einer Rasenden gleich" (*μαινομένῃ ἐικυῖα*, Il. 6, 389).

Über die Schrecklähmung wurde schon auf S. 58 berichtet.

Chirurgie.

Friedens- und Sportverletzungen.

Als Odysseus in der Meeresbrandung gegen die Felsküste der Phaiakeninsel geworfen wird, hält er sich an einem Felsen fest und wird von der Woge wieder losgerissen, so daß Hautfetzen von seiner Hand am Felsen hängen bleiben (Od. 5, 434—435).

Beim Wagenrennen stürzt der Sohn des Admetos und zerschindet sich beide Ellenbogen, Mund, Nase und Stirn (Il. 23, 391—397).

Blutunterlaufene Striemen (*σμῶδιξ αἱματόεσσα*) erheben sich auf dem Rücken des von Odysseus mit dem Zepter geprügelten Thersites

(Il. 2, 265—269) und auf den Seiten und Schultern der Ringkämpfer Aias und Odysseus unter der gegenseitigen Umschnürung mit den Armen (Il. 23, 710—718).

Faustschläge gegen den Kiefer werden in ihrer Wirkung sehr drastisch und wahr geschildert, so bei den Wettkämpfen Il. 23, 685 bis 698:

„Schrecklich erscholl um die Kiefer der Fäuste Geklatsch, und der Angstschweiß [1]
Floß von den Gliedern herab. Nun erhob sich der edle Epeios
Hoch und schlug auf den Backen des Schauenden, daß er nicht länger
Stehen konnt" — — — — — — — — — — — — — —
— — — — — — — — — „Allein der erhabene Epeios
Stellt ihn empor bei den Händen, und traute Freund', ihn umeilend
Führten ihn weg durch den Kreis, mit schwer nachschleppenden Füßen,
Dickes Blut ausspeiend, das Haupt gehängt auf die Schulter;
Zwischen sich dann den Betäubten und Irrenden setzten sie nieder."

Odysseus traf mit der Faust den Bettler Iros unter dem Ohre und schlug ihm den Unterkiefer ein. Die Wirkung des Schlages war dieselbe wie in dem eben erwähnten Falle (Od. 18, 91—97).

Elpenor stürzte von dem Dache und verrenkte sich den Hals (*ἐκ δέ οἱ αὐχὴν ἀστραγάλων ἐάγη*), so daß seine Seele in den Hades fuhr (Od. 10, 559—560).

Odysseus erhielt auf der Eberjagd (Od. 19, 449—451) eine tiefe Fleischwunde am Oberschenkel. Die Narbe hiervon fühlte Eurykleia, als sie dem Heimgekehrten die Füße wusch (Od. 19, 390; 458—461; 467—468).

Philoktetes leidet an einem Geschwür infolge eines Schlangenbisses (Il. 2, 721—725).

Kriegsverletzungen.

In der Odyssee kommen nur 9 Wunden durch Waffen vor. Dagegen werden in den Kämpfen vor Ilion 147 Kriegsverletzungen beschrieben und noch eine Anzahl von Verwundungen und Tötungen ohne nähere Angaben erwähnt. Beim Lesen der Ilias ist es, als ob wir unter der

[1] Voß übersetzt hier wie auch sonst oft *ἱδρώς* mit Angstschweiß statt mit Schweiß.

Führung des Dichters einen Lehrgang der Kriegschirurgie und chirurgischen Anatomie auf dem Schlachtfelde und im Barackenlager bei bei den Schiffen der Achäer durchmachten. Wir lernen dabei Verwundungen aller Körperteile mit den damals gebräuchlichen Waffen kennen: aus der Ferne treffen Pfeilschuß, Speer- und Steinwurf, im Nahkampf Lanzen- und Schwertstoß, Schwert- und Axthieb. Man müßte schon, sagt Daremberg, große Armeen auf das Schlachtfeld begleiten, um eine gleich abwechslungsreiche chirurgische Klinik kennen zu lernen.

Es ist nicht nötig, wie Daremberg getan hat, alle Kriegsverletzungen, die der Dichter schildert, nach den betreffenden Körperregionen zu ordnen und gesondert zu besprechen. Soweit sie für die Beurteilung seiner anatomischen und physiologischen Kenntnisse bedeutungsvoll sind, wurden sie bereits im vorstehenden erklärt und gewürdigt. Was aber sonst über sie, namentlich über ihre relative Häufigkeit, über ihre Beurteilung durch die Getroffenen selbst und den Dichter, über das Benehmen der Verwundeten und über die Behandlung zu sagen ist, bedarf einer umfassenden Darlegung.

Nur für einfache und häufig wiederkehrende Verwundungen hat der Dichter stehende Formeln; er weiß die selteneren Fälle von den gewöhnlichen zu unterscheiden und beschreibt ihre Besonderheiten eingehend. Die Häufung der rund 150 geschilderten Verwundungen macht auf uns keineswegs den Eindruck einer genußstörenden Einförmigkeit, denn der Dichter zieht eine Menge von trefflich ausgeführten Gleichnissen heran, um die Kampfbilder zu beleben, die schon durch ihren erstaunlichen Wechsel und die Sorgfalt, mit der das Schicksal mancher Verwundeten, sogar durch mehrere Bücher hindurch, verfolgt wird, den Leser fesseln, wie die Kontusion der Brust Hektors (Il. 14, 409—439; 15, 239—276, 290—291), Pfeilwunden des Diomedes (Il. 11, 373, 397—400; 16, 25; 19, 47—50), des Eurypylos (Il. 11, 581—585, 662—664, 806—848; 16, 27—28) und des Machaon (Il. 11, 506—515, 597—600, 611—613, 618—643, 833—836).

Einer sorgfältigen Statistik des Militärarztes Frölich entnehme ich, daß bei Homer Rumpf, Kopf und Hals am häufigsten verletzt werden, was mit der Kriegsverletzungsstatistik in der Zeit der Feuerwaffen nicht übereinstimmt. Bei unseren modernen Fernwaffen, für die der gesamte Körper das Ziel ist, müssen natürlich die einzelnen Körperteile im richtigen Häufigkeitsverhältnis zu ihrer Größe getroffen werden, also z. B. die Beine öfter als Kopf oder Hals, natürlich vorausgesetzt, daß im freien Felde ungedeckt gekämpft wird. Anders bei dem homerischen Nahkampf mit Pfeil, Speer, Stein und Schwert, wobei man sich den erfahrungsmäßigen Sitz der lebenswichtigsten Teile als Ziel aussuchte, wie es Achilleus tat, als er Hektor entgegentrat (Il. 22, 322—325), nämlich Kopf, Hals und den wegen seiner größeren Vorderfläche noch willkommneren Rumpf. Diese Stellen bleiben gefährlich, auch wenn sie bedeckt sind: Helme werden mitunter durch Schwerthieb, Speer- oder Steinwurf zerschmettert (z. B. Il. 11, 95—98), während Leibgurt und Panzer wenigstens gegen Pfeilschüsse einigen Schutz bieten (z. B. bei Pandaros' Pfeilschuß auf Menelaos, Il. 4, 124ff.), da sie aus Leder oder Linnen bestehen und mit aufgenähten Metallplättchen bedeckt sind. Demgemäß wird der Panzer selten genannt, wenn auch fast überall vorausgesetzt. In einem Falle (Il. 13, 424—444), in dem er genannt wird, hemmt er den Speerstoß nicht. Jedenfalls ist es erstaunlich und verrät ein großes Verständnis für kriegschirurgische Dinge, daß bei Homer die Häufigkeit der Verletzung bestimmter Körperteile in ein für die damalige Zeit offenbar richtiges Zahlenverhältnis gesetzt ist.

Die Genauigkeit, mit welcher der Dichter die Verwundungen seiner Helden schildert, geht so weit, daß er oft auch angibt, wie die Getroffenen niederfallen. Die Art ihres Fallens ist nach Küchenmeister bei Homer abhängig von der vis inertiae des treffenden Geschosses. Aber Küchenmeister beachtet nicht die hiermit konkurrierende oder entgegenwirkende vis inertiae des im Anstürmen oder im Fliehen getroffenen Körpers. Nach meinen Ermittelungen gestaltet sich die Sache folgendermaßen: Wird ein Krieger, der im raschen Anstürmen gegen den Feind begriffen ist, von vorn mittels Speer- oder Steinwurf getroffen, so fällt er bei Homer, wenn die Fallrichtung angegeben wird, stets vorwärts, denn die vis inertiae des anrennenden Mannes überwiegt die des entgegenstrebenden Speeres oder Steines (z. B. 15, 433—434; 16, 317—319 und 411—414). Erhält ein Fliehender das Geschoß von hinten, so fällt er auch vorwärts, denn hier summiert sich die vis inertiae des Fliehenden mit der des Geschosses (z. B. Il. 5, 65—68; 14, 460—468; 16, 307—311; 17, 288—303). Erhält ein auf dem Boden oder auf dem haltenden Streitwagen stehender Krieger einen Lanzenstoß von vorn, so fällt er rückwärts (z. B. Il. 11, 143 bis 144; 16, 287—290, 545—549); wird jedoch die Lanze, ehe er zu Fall kommt, rasch wieder zurückgezogen, so kann er auch vorwärts fallen, und zwar, wie der Dichter Il. 12, 394 erklärend beifügt, dem Zuge der Lanze folgend. Die von einem Pfeilschusse Getroffenen fallen nicht sogleich, und die vis inertiae des leichten Pfeiles ist zu gering, um einen Einfluß auf die Fallrichtung des Körpers auszuüben. Das Vorwärtsfallen der Kämpfer ist ein Zeichen ihres mutigen Anstürmens (Il. 4, 539—544). Abgesehen von zwei oder drei unklaren Fällen finden sich Ausnahmen von den gesetzmäßigen Richtungen des Fallens nur bei den auf fahrenden und wendenden Streitwagen Getroffenen.

Das Benehmen und den Todeskampf der schwer Verwundeten schildert der Dichter oft mit Hilfe von Gleichnissen. So Il. 13, 567 bis 575: die Lanze des Meriones war dem Adamas in den Unterleib gedrungen und er zappelte, hingestürzt, um die Lanze:

„Wie ein Stier, den im Bergwald hütende Männer,
Wie er sich sträubt, fortziehn durch Zwang des Rutengeflechtes:
Also zappelt' im Blut er.“

Ferner Il. 16, 404—410: Patroklos stieß dem auf dem Streitwagen kämpfenden Thestor

„Rechts in den Backen den Speer, und ihm ganz die Zähne durchbohrt er;
Über den Rand dann zog er am Schaft ihn, gleich wie ein Fischer
Auf vorragender Klippe gesetzt, den gewaltigen Meerfisch
Aufwärts zieht aus den Fluten an Schnur und eherner Angel:
So an blinkender Lanze den Schnappenden zog er vom Sessel,
Schüttelt' ihn dann aufs Gesicht, und der Fallende hauchte den Geist aus.“

Sarpedon mit dem Speer in der Brust lag knirschend (βεβρυχώς), den blutigen Staub ergreifend, und endete wie ein vom Löwen gefällter Stier (Il. 16, 479—505). Il. 16, 735—748 zertrümmert ein Steinwurf Stirn- und Augengegend des Wagenlenkers Kebriones, so daß er schnell, wie ein Taucher, vom Wagen herabschießt.

Schilderungen des Todeskampfs weiß aber der Dichter auch ohne Verwendung von Gleichnissen trefflich zu gestalten.

So „taumelt" Diores mit zerschmettertem Fuße rücklings hinab auf den Boden, „beide Händ' zu den Freunden verbreitend" (Il. 4, 422—423). Polydoros, vom Lanzenwurf des Achilleus von hinten durchbohrt, sank heulend aufs Knie, und er „rafft' empor das Gedärm mit den Händen, sich krümmend" (Il. 20, 415—420).

In der blutigen Szene des Freiermords trifft Odysseus den auf ihn einstürmenden Eurymachos (Od. 22, 79—88):

„Tief in die Leber fuhr der gefiederte Pfeil; aus der Rechten
Fiel ihm das Schwert, und er stürzte, mit strömendem Blute besudelt,
Taumelnd über den Tisch und warf die Speisen zur Erde,
Samt dem doppelten Becher, und schlug mit der Stirne den Boden
In der entsetzlichen Angst; mit beiden zappelnden Füßen
Stürzt' er den Sessel um, und die brechenden Augen umschloß Nacht."

Ganz ähnlich wird der Todeskampf des Antinoos Od. 22, 8—21 geschildert.

Finsler (I, 308) irrte, als er schrieb:: „In den Kampfszenen fehlen die Leiden der Verwundeten: Die Krieger mögen getroffen werden, wo sie wollen, sie sind sogleich tot oder es ist von ihnen wenigstens nicht mehr die Rede. Wenn der Dichter die Helden lebend vom Kampfplatz entfernen will, wie im 11. Buche [1], so sind ihre Verwundungen leichter Art."

Berichtigend ist hierzu folgendes zu sagen:

Es fehlen keineswegs die Leiden Verwundeter, wie schon die eben erwähnten Schilderungen des Todeskampfes zeigen. Auf dem Schlachtfelde „hallt es von Wehklagen und Siegesgeschrei" (Il. 4, 450—451), oder „es erhebt sich schreckliches Röcheln" (*στόνος ἀεικής*) Il. 10, 483–484. Der Pfeil ist ein Bringer bitterer Schmerzen (Il. 4, 117). Der von ihm verletzte Teukros stöhnt schwer (8, 334). Der Wundschmerz des Agamemnon wird 11, 269—272 mit dem Wehenschmerz verglichen. Hippodamas mit einem Speer im Rücken stöhnt wie ein Stier (Il. 20, 403—404). Glaukos drückt seine heftig schmerzende Armwunde mit der Hand, um den Schmerz zu lindern, und klagt zu Apollon über den Wundschmerz, die Blutung und die Unbrauchbarkeit des Arms (Il. 16, 510—520). Heulend (*οἰμώξας*) sank Polydoros Il. 20, 417.

---

[1] Gemeint sind hier Agamemnon, Diomedes, Odysseus, Eurypylos.

Aber trotz vereinzelten Stöhnens und Klagens benehmen sich die verwundeten Helden würdevoll und weinen oder brüllen nicht wie der geprügelte Thersites (Il. 2, 265—269) bzw. die verletzten Götter Ares (Il. 5, 859—861 und 885—897) und Aphrodite (Il. 5, 343 und 352—361).

Auch darin irrt Finsler, wenn er sagt, daß nur Leichtverwundete lebend vom Kampfplatz entfernt würden. Ich verweise hier nur auf die komplizierte Fraktur und Luxation des Hüftgelenks bei Aineias, die eine sehr schwere Verletzung darstellt, und werde darauf und auf ähnliche Fälle weiter unten zurückkommen.

Mit frischer Wunde können die körperlich und seelisch erregten Helden bisweilen noch weiter kämpfen und werden sich der Schmerzen erst in der Ruhe nach dem Kampfe bewußt. So z. B. Agamemnon Il. 11, 265ff.:

„Aber jener durchflog noch andere Scharen der Männer,
Mordend mit Lanz' und Schwert und gewaltigen Steinen des Feldes,
Weil ihm das Blut noch warm aus offener Wunde hervordrang.
Aber sobald ihm stockte das Blut in erharschender Wunde,
Heftiger Schmerz nun faßte den Heldenmut Agamemnons."

Ebenso geht es dem Diomedes Il. 5, 95—113, 184—191, 793—863, wie Finsler (I, 317) gut erläutert.

Daß nach homerischer Anschauung der Tod eintritt, wenn die Seele den Körper verläßt, wurde schon auf S. 39 dargelegt. Meist ist nicht gesagt, wo sie den Körper verläßt, einige Male wird sie ausgehaucht und einige Male verläßt sie den Körper durch die Wunde, wenn das Geschoß herausgezogen wird. Dem liegt die richtige Beobachtung zugrunde, daß das Herausziehen eine starke Blutung herbeiführt, die die letzten Kräfte raubt, und daß der erneute Schmerz eine verderbliche Shokwirkung ausübt. Drei Beispiele mögen das zeigen:

Als Odysseus seinen Speer aus der Rückenwunde des Sokos herauszog, schoß Blut nach und schwächte den *θυμός* des Gefallenen (Il. 11, 456—458).

Dem Adamas stak der Speer des Meriones im Bauche; er

„Zappelt' im Blute ein weniges, aber nicht lange,
Denn ihm nahte der Held Meriones, welcher dem Leibe
Mächtig die Lanz' entriß, und Nacht umhüllt ihm die Augen"
(Il. 13, 573–575).

Patroklos zieht seine Lanze aus der Brustwunde des Sarpedon: „es folgt ihr die Hülle des Herzens, also die Seele sogleich" (Il. 16, 504—505).

Über die Sterblichkeit der Verwundeten hat Frölich statistische Ermittelungen angestellt: sie soll im ganzen 77,6% betragen. Im einzelnen glaubt er, folgendes sagen zu können:

„Die zweifellose Tödlichkeit der Verletzung seitens einer Waffe steht nämlich zur Summe der durch dieselbe Waffe gesetzten Verwundungen in einem bestimmten Verhältnisse, welches beim Schwerte 1: 1 beträgt, beim Speere 1: $1^1/_4$, beim Steine 1: $1^1/_2$ und beim Pfeile 1: $2^2/_5$. Während also die vom Schwerte Getroffenen alle sterben, erscheint der Pfeil als das am wenigsten gefährliche Geschoß. Die Sterblichkeit sinkt deutlich vom Schwerte, der Nahwaffe, zum Pfeile, dem ausgesprochensten Ferngeschosse."

„Dieselbe Richtigkeit spricht sich auch aus in dem Verhältnisse der Tödlichkeit zum getroffenen Körperbezirke: die Kopfverletzungen sind alle unzweifelhaft tödlich, die Halswunden in 81,25%, die Rumpfwunden in 84,8% und die Wunden der Gliedmaßen nur in 14,3% der Fälle."

Freilich ruhen diese statistischen Ermittelungen auf nicht ganz sicheren Grundlagen; da wir von vielen bewußtlos zu Boden Gestreckten gar nichts mehr erfahren, können wir nicht wissen, ob sie tot oder nur ohnmächtig gewesen sind, denn das Entweichen der Seele aus dem Körper bedeutet sowohl Tod wie Ohnmacht. Aber im großen und ganzen überrascht uns doch die Sicherheit des Dichters in der Beurteilung der Schwere von Kriegsverletzungen, die nur die Frucht zahlreicher Beobachtungen gewesen sein kann. Wunden, die nach unserer heutigen Kenntnis infolge der geringen chirurgischen Hilfsmittel jener Zeit zum Tode oder wenigstens zur Kampfunfähigkeit führen mußten, haben auch in der homerischen Erzählung diese Wirkung — mit Ausnahme einiger Fälle wunderbarer Heilung; aber gerade diese Ausnahmen bestätigen die Regel. Die erste betrifft eine Verwundung des Hüftgelenks des Aineias (Il. 5, 302—310):

„Da ergriff den gewaltigen Feldstein
Tydeus' Sohn, so schwer, daß nicht zwei Männer ihn trügen,
Wie nun Sterbliche sind; doch er schwang ihn allein und behende.

Hiermit traf er Aineias das Hüftgelenk, wo des Schenkels
Bein in der Hüfte sich dreht, das auch die Pfanne genannt wird;
Und er zermalmt' ihm die Pfann' und zerriß ihm beide die Sehnen;
Rings auch zerfetzte die Haut der zackige Stein; und der Held sank
Vorwärts hin auf das Knie und stemmte die nervigte Rechte
Gegen die Erd', und die Augen umzog die finstere Nacht ihm."

So die eingehende Beschreibung der schweren Verletzung. Nun aber braucht der Dichter den Helden wieder und kann ihn deshalb nicht zugrunde gehen lassen; da er jedoch wohl weiß, daß er seinen Zeitgenossen nicht zumuten darf, an die Heilung einer komplizierten Fraktur und Luxation des Hüftgelenks durch menschliche Kunst, und dazu noch binnen wenigen Tagen mit völliger Wiederherstellung der Funktion, zu glauben, so läßt er eine Gottheit als Heilkünstler auftreten.

Ähnlich ergeht es dem Sarpedon Il. 5, 660—662:

„Aber Tlepolemos traf den linken Schenkel Sarpedons
Mit dem gewaltigen Speer, und hindurch flog strebend die Spitze,
Bis an den Knochen gedrängt; nur den Tod noch hemmte der Vater".

Sein Vater war aber Zeus, und nach vier Tagen ist Sarpedon der erste, welcher die Mauer um die Schiffe der Achaier einreißt.

In dem dritten Falle rettet Apollon den Glaukos vor dem Verblutungstode. Eine starke Blutung beherrschen zu können, war dem Altertume versagt. Wenn also der Dichter einen der Verblutungsgefahr Ausgesetzten mit dem Leben davonkommen lassen will, dann braucht er übermenschliche Hilfe. Er läßt deshalb Il. 16, 510—529 den Glaukos Apollon um Hilfe anflehen:

„Diese Wunde hier trag' ich, die schreckliche! Ganz wird der Arm mir
Von tief brennenden Schmerzen gepeiniget; nicht auch zu hemmen
Ist das quellende Blut, und beschwert mir starret die Schulter!
— —
Also sprach er flehend; ihn hörete Phoibos Apollon;
Plötzlich stillt' er die Schmerzen und hemmt' aus der schrecklichen Wunde
Ihm das rinnende Blut und haucht' ihm Mut in die Seele."

Der letzte Fall betrifft den Hektor. Ihm warf der Telamonier Aias einen Felsblock gegen die Brust. Die Schilderung der Folgen dieser schweren Kontusion des Thorax — Ohnmacht, Blutspucken und Atemnot — ist so anschaulich und medizinisch richtig, daß es sich verlohnt, sie hier vollständig wiederzugeben (Il. 14, 409—439; 15, 239—269 und 290—291):

„Aber den Weichenden traf der Telamonier Aias
Schnell mit dem Stein, denn viele, die räumigen Schiffe zu stützen,
Lagen gewälzt vor den Füßen der Kämpfenden: den nun erhebend,
Traf er über dem Schilde die Brust ihm, nahe dem Halse;
Jenen schwang, wie den Kreisel, der Wurf, und er taumelte ringsum;
— — — — — — — — — — — — — — — — — — —
Schnell entsank die Lanze der Hand und es folgte der Schild nach,
Auch der Helm; ihn umklirrte das Erz der prangenden Rüstung."

Nachdem der Ohnmächtige vom Schlachtfelde weggetragen ist, wird er niedergelegt und mit Wasser besprengt:

„bald atmet' er auf und blickte gen Himmel;
Hingeknieet dann hockt' er und spie schwarzschäumendes Blut aus;
Aber zurück nun sank er zur Erd' hin, und es umhüllte
Finstere Nacht ihm die Augen; denn noch betäubte der Wurf ihn."

Aus dieser zweiten Ohnmacht erwacht er, als ihm Apollon, von Zeus gesendet, naht:

„Priamos Sohn fand er, den heldenmütigen Hektor,
Sitzend; er lag nicht mehr, und erfrischt vom kehrenden Leben
Kannt' er die Seinigen rings; des Atems Schwer[1] und der Angstschweiß[2]
Ruhete, weil ihn erweckt des Aegiserschütterers Ratschluß."

Bei diesen Stellen verfehlen Herausgeber von Schulkommentaren nicht, auf das Unmögliche solcher Heilungen hinzuweisen und zu erörtern, wie wenig doch der Dichter von der Heilkunde verstanden habe. Ja selbst der Arzt Küchenmeister glaubt, von falschen Diagnosen des Dichters reden zu müssen. Das ist aber ganz verfehlt; aus der klaren Beschreibung der Verletzungen können wir noch heute die richtige Diagnose stellen, und gerade durch die Schilderung der Verletzungen als gar nicht, oder nur schwer und in langer Zeit heilbare, motiviert der Dichter das heilende Eingreifen der Götter.

Der Dichter schreibt auch den Helden selber die Fähigkeit zu, die Schwere von Verletzungen richtig zu be-

[1] ἆσθμα.
[2] ἱδρώς Schweiß, nicht Angstschweiß, wie Voß übersetzt.

urteilen. So erkennt Menelaos, daß seine Bauchwunde vom Pfeile des Pandaros ungefährlich ist (Il. 4, 183—187). Weitere Beispiele dafür finden sich Il. 11, 384—390, 435—440; 17, 601—604. Hektor sucht sich eine erfahrungsgemäß gefährliche Stelle am Körper des Teukros auf, um ihn mit einem Steinwurf dahin zu treffen (Il. 8, 324—326), und Achilleus verfährt genau so, ehe er seinen Speer gegen Hektor wirft (Il. 22, 319—325).

Als besonders schmerzhaft haben die Verwundungen am Bauch zwischen Nabel und Scham gegolten (Il. 13, 567). Daß Aphrodite ihre Handgelenkwunde (Il. 11, 334—343) sehr schmerzhaft empfindet, will Daremberg damit erklären, daß es sich um eine „région fibreuse" gehandelt habe, die besonders empfindlich sei, Er übersieht dabei, daß die Götter Wundschmerzen besonders schwer ertragen (s. S. 75). Ebenso erklärt er den Schmerz, den Diomedes beim Ausziehen eines Pfeiles aus dem Fuße empfindet. Daß die „régions fibreuses" wirklich ganz besonders schmerzempfindlich sind, mag bezweifelt werden.

Die Schnelligkeit, mit der der Dichter leichtere Wunden auch ohne Hilfe von Göttern heilen läßt, ist auffällig. So erhält z. B. Diomedes in der ersten Schlacht einen Pfeilschuß durch die Schulter (Il. 5, 95—122), kämpft aber schon 4 Tage später (Il. 11, 375—400) wieder in der dritten Schlacht mit und erhält hier einen Pfeilschuß in den Fuß. Derartige Unmöglichkeiten beruhen aber nicht auf mangelhaften chirurgischen Kenntnissen des Dichters, sondern auf der Sorglosigkeit, mit der er vorhandene Einzelgedichte zu einem Ganzen vereinigt hat.

Weiterhin ist es auffällig, daß der Dichter Schwerverwundete bisweilen noch lange Reden halten läßt. So den Hektor mit durchbohrtem Halse (aber ohne Verletzung des Kehlkopfs, s. S. 50) und den Sarpedon mit seiner Herzwunde (Il. 16, 480ff.). Verständlich wird das durch den epischen Stil, der es erlaubt, kurze Ausrufe in lange Reden umzusetzen.

Allen Ärzten, die bisher über die Kriegsverletzungen bei Homer geschrieben haben, sind in ihrer Begeisterung für die trefflichen Schilderungen des Dichters einige Übertreibungen der Wirkung von Kriegswaffen entgangen. Es wurde schon auf S. 45 darauf hingewiesen, daß der Dichter, weil er seine der Heroenzeit angehörigen

Helden weit größer und stärker als seine Zeitgenossen schildert, ihren Hieben und Würfen auch eine gewaltigere Wirkung zuschreiben durfte. Aber zugleich wurde auch an dem Beispiel des durch den Herzschlag des Getroffenen rhythmisch erschütterten Speeres gezeigt, daß der Übertreibung eine richtige Beobachtung zugrunde liegen konnte.

Ähnlich verhält es sich mit dem Herausquetschen des Augapfels bei Zertrümmerung der Knochen, welche die Augenhöhle bilden, so daß die Augen dem Getroffenen vor die Füße fallen. Die Ilias bringt zwei Fälle dieser Art: Ein Schwerthieb des Menelaos trifft Il. 13, 615—618 den Peisandros an der Stirn über der Nase:

„Es zerkrachte der Knochen ihm, aber die Augen
Fielen ihm blutig hinab vor die Füß' auf den staubigen Boden,
Und er entsank, sich windend."

Ein gleiches Geschick hat Il. 16, 737—743 Kebriones. Hektor trifft ihn:

„an der Stirn mit dem zackigen Steine;
Beide Brauen zerknirscht' ihm der Fels, nicht wehrte des Hauptes
Knochen ihm, sondern die Augen entfielen zur Erd in den Staub ihm
Dort vor die Füße hinab; und schnell wie ein Taucher von Ansehn
Schoß er vom prangenden Sitz, und der Geist verließ die Gebeine."

Derartige Vorkommnisse werden auch heute noch bei Zertrümmerungen ähnlicher Art beobachtet. Rothenpieler hat sie in den „Beiträgen zur Augenheilkunde" 1899, Bd. 4, S. 1 gesammelt. Die Augenmuskeln und der Sehnerv können dabei zerrissen werden, so daß der Augapfel aus der Augenhöhle herausgequetscht wird. Nur daß er dem Getroffenen vor die Füße fällt, kann als Übertreibung seitens des Dichters angesehen werden.

Zu den heroischen Übertreibungen gehört auch das Abschlagen des Kopfes mit einem Hiebe. Nackenhiebe ohne Abschlagen des Kopfes werden z. B. Il. 11, 240; 16, 330—334 erwähnt. Il. 10, 455 bis 457 durchtrennt ein Nackenhieb „beide Sehnen", womit die Nackenmuskeln gemeint sind. Il. 14, 465—468 geht der Hieb noch tiefer und durchtrennt die Halswirbelsäule, so daß der Kopf nach vorn klappt und vor dem fallenden Körper den Boden berührt. Ein Halshieb von der Seite her (Il. 16, 339—341) ist so gewaltig, daß der Kopf nur noch an Haut hängt, und völliges Abschlagen des Kopfes wird Il. 11, 145 und 20, 482—483 erwähnt.

Dagegen ist es keine Übertreibung, wenn bei Bauchverletzungen die Därme aus der Wunde hervorquellen (Il. 4, 524—526; 20, 413—421; 21, 180—182).

Behandlung der Kriegswunden und Wundheilmittel.

Über das Heilpersonal in Ilias und Odyssee s. S. 4.

Einen guten Überblick, wie Verwundete versorgt wurden, zeigt der Bericht über den Pfeilschuß in den Oberschenkel des Eurypylos Il. 11, 805—848: Patroklos begegnet auf dem Schlachtfelde dem Verwundeten, welcher:

„daher mit dem Pfeil in der Lende
Mühsam hinkt' aus der Schlacht; herab ihm strömte der Angstschweiß
Häufig von Schulter und Haupt, und hervor aus der schmerzenden Wunde
Rieselte schwarzes Blut; doch blieb ihm noch die Besinnung."

Der Verwundete richtet an seinen Genossen die Bitte:

„Errette du mich, zum dunkeln Schiffe mich führend,
Schneid' aus der Lende den Pfeil, und rein mit laulichem Wasser
Wasche das schwärzliche Blut, auch lege mir linderndes Kraut auf,
Heilsames, welches du selbst von Achilleus, sagt man, gelernet,
Ihm, den Cheiron gelehrt, der gerechteste aller Kentauren;
Denn die Ärzte des Heeres Podaleirios und Machaon[1],
Einer wird im Gezelt an seiner Wunde, vermut' ich,
Selber anjetzt bedürftig des wohlerfahrenen Arztes
Liegen, der And'r im Gefilde besteht die wütende Schlacht noch."

Patroklos umfaßt nun den Verwundeten unter der Brust und führt ihn in die Baracke;

„Ein Genoß dort breitete Felle der Stier' aus;
Hierauf streckt' ihn der Held und schnitt mit dem Messer den scharfen
Schmerzenden Pfeil aus der Lend', auch rein mit laulichem Wasser
Wusch er das schwärzliche Blut, dann streut' er die bittere Wurzel
Drauf, mit den Händen zermalmt, die lindernde, welche die Schmerzen
Alle bezwang; und es stockte das Blut in erharschender Wunde."

[1] Voß übersetzt falsch: „die Ärzte des Heeres"; denn es steht nur da: die Ärzte Podaleirios und Machaon. Die Meinung von Esser, der aus dieser falschen Übersetzung schließt, Podaleirios und Machaon seien die einzigen Ärzte gewesen, ist unhaltbar (s. S. 4).

In anderen Fällen variiert die Art der Versorgung. So wurde ein Schwerverwundeter auf dem Schlachtfelde unter einen Baum gelegt und ihm dort der Speer aus der Wunde gezogen (Il. 5, 693); andere wurden von den Waffengefährten zu den Berufsärzten gebracht (z. B. Il. 13, 210—214) oder auf einem Streitwagen zum Barackenlager gefahren (z. B. Il. 11, 618—644) und dort mit dem *κυκεών* (s. S. 49) oder mit Wein (Il. 14, 5) erfrischt, seine Wunde im warmen Bade gereinigt und, wenn es noch nicht geschehen war, untersucht. Dem durch einen Pfeilschuß in die Bauchhaut verletzten Menelaos saugte Machaon die oberflächliche Wunde aus (Il. 4, 210 bis 219). Es ist dies das einzige Mal, daß das Aussaugen des Blutes erwähnt wird. Man hat das so deuten wollen, als ob es sich nur um Ausdrücken des Blutes, nicht aber um Aussaugen der Wunde gehandelt hätte. Aber mit dem Worte *ἐκμυζήσας* kann nur Aussaugen gemeint sein. Das Aussaugen von vergifteten oder für vergiftet gehaltenen Wunden gehört von Alters her bis in die neueste Zeit in die Volksmedizin, und Machaon konnte es wohl angewendet haben, auch wenn er den Troern die Verwendung vergifteter Pfeile nicht zutraute. Pfeilgift war wenigstens der Odyssee (1, 260—263) bekannt, wenn auch von seiner Anwendung nichts erwähnt wird.

Die Befreiung eines Getroffenen von dem haftenden Geschoß, sei es Speer oder Pfeil, wird in der Regel von dem Verwundeten selbst oder einem Waffengefährten durch einfaches Ausziehen besorgt, z. B. Il. 5, 694—697; 11, 397—398; 13, 598. Handelt es sich um einen Pfeil mit Widerhaken, so wird er ausgeschnitten, wie im obigen Beispiele des Eurypylos. Ist aber ein Pfeil durch einen Körperteil völlig durchgedrungen wie beim Diomedes (Il. 5, 95—127 und 188—191), so wird er nicht rückwärts, sondern auf der anderen Seite herausgezogen, wie bereits das Scholion zu Il. 5, 112 BT richtig bemerkt hat. Der Pfeil war nämlich durch das Armloch des Panzerhemdes (*θώρηκος γύαλον*) unterhalb der rechten Schulter durchgedrungen und an der anderen Seite des Armes wieder mit der Spitze zum Vorschein gekommen (*ἀντικρὺς δὲ διέσχε*). Sthenelos zieht ihn nun völlig durch (*διαμπερὲς ἐξέρυσ' ὤμου*). Das war die einzig mögliche Art des Herausziehens, wenn der völlig hindurchgedrungene Pfeil wie gewöhnlich Widerhaken hatte. Wenn nun ein anderer Pfeilschuß den Diomedes Il. 11, 397—398 durch den Fuß traf und sich bis in den Erdboden einbohrte, und der Getroffene ihn selber rückwärts herauszog, so waren entweder keine Widerhaken daran, oder die Widerhaken waren so weit von der Spitze des Pfeiles entfernt, daß sie nicht mit in den Fuß eingedrungen waren und also das Rückwärtsherausziehen nicht verhinderten. Reichel nimmt übrigens auch hier an, daß der Pfeil nicht rückwärts, sondern vorwärts durch die Wunde gezogen wurde.

Über die eigentliche Behandlung der gereingten Wunden und die dabei angewandten Pharmaka hat Schmiedeberg Klarheit geschafft. Ich lasse ihn selbst darüber reden:

„Nachdem Patroklos von der Wunde des Eurypylos das Blut abgewaschen hatte, legte er auf sie die bittere, mit der Hand zerriebene, also frische, weiche und feuchte Wurzel, die durch Verdunstung ihrer Feuchtigkeit kühlend und infolgedessen auch schmerzlindernd und blutstillend wirkte. Unter der bitteren Wurzel hat sich der Dichter vielleicht eine Zwiebel gedacht, die sich wegen ihres großen Feuchtigkeitsgehalts für einen derartigen Zweck gut eignete. Der Zwiebelgeschmack wäre auch für die Bezeichnung bitter, scharf, zutreffend."

„Daß es bei der Wundbehandlung auf eine Kühlung der Wunde ankam, ergibt sich aus einer Stelle der Ilias, in der direkt von der Kühlung die Rede ist. Pallas Athene findet den Diomedes seine Wunde kühlend [1], die ihm durch einen Pfeil des Pandaros beigebracht war. Diomedes befand sich auf dem Schlachtfelde. Man kann daher annehmen, daß die Kühlung nicht mit Wasser, sondern ebenfalls durch zerriebene, frische Kräuter erfolgte. Er konnte aus Mangel an Wasser das Blut auch nicht abwaschen, sondern er wischte es ab [2]. Die Anwendung frischer Kräuter bei Wunden und Quetschungen zur Kühlung und Blutstillung war beim Volke in den verschiedensten Ländern zu allen Zeiten üblich. Theophrast [3] erzählt, daß die zerriebenen Blätter der in Seen und Teichen wachsenden Nymphaia auf Wunden gelegt, blutstillend wirken. Bei Hippokrates werden entzündete Stellen mit Umschlägen aus gekochten Kräutern, oder mit frischen Blättern verschiedener Pflanzen gekühlt. Doch müssen die Umschläge kälter als die Wunde sein" [4].

---

[1] Il. 5, 795.

[2] 5, 798.

[3] Theophrast: Hist. plant. 9, 13, 1.

[4] De affectionibus. Kap. 38.

„Auffallend kann es erscheinen, daß die Wunde des Eurypylos nach dem Auflegen der zerriebenen, feuchten Wurzel trocken wurde. Aber diese Angabe ist leicht erklärlich. Nach dem Aufhören der Blutung tritt an frischen Wunden die Absonderung einer klaren, fast farblosen, sog. serösen Flüssigkeit auf, ein Vorgang, der früher, bis ins vorige Jahrhundert, von den Chirurgen als stadium haemorrhagiae serosae bezeichnet wurde. Als an der Wunde des Eurypylos nach dem Auflegen der Wurzel diese Absonderung aufhörte, wurde sie verhältnismäßig trocken. Homer spricht zwar nur an dieser Stelle von der Trockenheit der Wunde. Aber daß er das ausdrücklich erwähnt, läßt schließen, daß schon damals auf die Trockenheit Gewicht gelegt wurde, wie es später Hippokrates scharf hervorhebt. Er sagt, Wunden müsse man nicht anfeuchten, außer mit Wein; die Wunde sei feucht, das Gesunde trocken; man dürfe die Mittel nicht auflegen, bis man die Wunde ganz trocken gemacht hat."[1]

„Die weitere Behandlung der Wunden bei Homer bestand darin, daß die Pharmaka aufgestreut wurden. Sie hatten also eine trockene, pulverförmige Beschaffenheit. Patroklos legte (*ἐπὶ* — *βάλε*) die zerriebene Wurzel auf die Wunde, die lindernden Pharmaka streute er auf sie (*ἐπὶ* — *πάσσε*). Agamemnon, der kein Heilkundiger ist, spricht ganz im allgemeinen, der Arzt werde die heilsamen Mittel auflegen (*ἐπιθήσει*), der sachkundige Machaon streut sie auf." (Il. 4, 190—192 und 218—219.)

„Die Anwendung der trockenen Mittel hatte den Zweck, die Wunde schmerzlos zu machen und sie vor Entzündung und Fäulnis zu schützen, also in unserem Sinne zu desinfizieren. Direkt schmerzstillende Mittel, wie unser Cocain, gab es damals nicht. Es kam darauf an, die Wunden in einen Zustand zu versetzen, bei welchem die Schmerz verursachende Reizung aufhört. Das geschieht, wenn an der Wunde durch einen trockenen, festhaftenden Schorf eine schützende Decke hergestellt wird, die alle ungünstigen äußeren Einflüsse von den darunter liegenden Teilen fernhält."

„Zur Erzeugung eines derartigen Schorfes eignen sich unter den zur homerischen Zeit zur Verfügung stehenden Mitteln alle gerbstoffhaltigen Pflanzen und Pflanzenteile, wie sie auch bei der Lederbereitung zum Gerben dienen. Bei ihrer medizinischen An-

[1] De vulneribus et ulceribus, Kap. I und IV.

wendung bezeichnet man solche Mittel als Adstringentia oder Styptica. Die Gerbstoffe verbinden sich an den Wunden mit allen eiweißhaltigen und bindegewebigen Stoffen der zerstörten und erkrankten Körpergewebe zu trockenen, festhaftenden Massen und erfüllen den angegebenen Zweck. Die Schmerzen beruhigen sich, der Blutaustritt wird durch den Druck des deckenden Schorfes gehemmt und die Wundabsonderung eingeschränkt oder unterdrückt."

„Jetzt wissen wir, daß auch die Entzündung, Eiterung und Fäulnis verursachenden Bakterien durch Gerbstoffe vernichtet werden, so daß beim Aufstreuen von gerbstoffhaltigen Pflanzenpulvern die Wunden sicherer heilen konnten, als bei jeder anderen, damals möglichen Behandlung. Waren unter den Mitteln auch aromatische Kräuter, wie z. B. Thymian, so wurde die bakterientötende Wirkung noch verstärkt. Aus welchen Pflanzen und Pflanzenteilen die gerbstoffhaltigen Pulver bereitet wurden, ist an sich nicht von Belang. Es mögen zum Teil wenigstens die gleichen gewesen sein, die später die Ärzte der hippokratischen Zeit in ausgiebigem Maße bei der Wundbehandlung verwendeten."

„Unter den 50—60 Pflanzenteilen und Pflanzenprodukten, die in der hippokratischen Abhandlung über die „Wunden und Geschwüre" für die Bereitung von Wundmitteln empfohlen werden, finden sich sehr wirksame gerbstoffhaltige Pflanzenteile, so namentlich Eichenwurzeln — wahrscheinlich deren Rinde —, Feigenbaumrinde, Granatapfelschalen, Fünffingerkraut (Potentilla reptans L.), ferner eine Anzahl gerbstoffhaltiger Blätter, und vor allem die mehr als zur Hälfte aus Gerbstoff (Tannin) bestehenden Galläpfel."

„Die von Homer beschriebenen Verfahren bei der Wundbehandlung sind nicht erdacht oder erdichtet, sondern beruhen auf tatsächlicher Erfahrung. Die Gelegenheit, diese zu erlangen, war in jenen Zeiten reichlich geboten, nicht nur in dem 10jährigen trojanischen Krieg, sondern auch in den vielen Kämpfen der kleinen Fürsten, der Anaktes, untereinander."

„Auf Grundlagen, wie sie Homer beschreibt, hat sich die Wundbehandlung bei den Hippokratikern entwickelt, und diese Grundlagen blieben bis in die Gegenwart im wesentlichen unverändert, bis man die Ursache der Entzündung, Eiterung und Fäulnis der Wunden und die aseptische Wundbehandlung entdeckte."

Schmiedeberg fügt seinen Erörterungen hinzu, daß die Behandlung frischer Wunden bei Homer und Hippokrates wesentlich die gleiche ist. Homer spricht aber nur von frischen Wunden, mit Ausnahme des durch Schlangengift entstandenen Geschwürs des Philoktetes (Il. 2, 718—724), während bei Hippokrates die Behandlung alter, entzündeter, vereiterter und brandiger Wunden in den Vordergrund tritt.

Beachtenswert ist ein Vergleich der Blutgerinnung und Wundheilung beim Ares durch die *ὀδυνήφατα φάρμακα* des Götterarztes Paieon mit dem Gerinnen der Milch, wenn ihr Feigenlab (*ὀπός*) zugesetzt wird (Il. 5, 900—904).

Über die Stillung stärkerer Blutungen durch menschliche Hilfe erfahren wir in der Ilias nichts; die spritzende Arterie an der Schulter des Diomedes (Il. 5, 113, s. S. 46) scheint sich unter dem Einfluß der Athene geschlossen zu haben. Einmal wird in der Odyssee (19, 457) die Blutung aus einer vom Eber geschlagenen Schenkelwunde des Odysseus durch Besprechung (*ἐπαοιδῇ*) gestillt (vgl. S. 2).

Ähnlich verhält es sich mit Wundverbänden: nur je einer wird in den beiden Gedichten erwähnt. Die eben zitierte Schenkelwunde des Odysseus verbinden seine Jagdgenossen mit kundiger Hand (*δῆσαν ἐπισταμένως*) und in der Ilias (13, 599) umwickelt (*ξυνέδησεν*) der Troer Agenor eine Handwunde mit einer wollenen Schleuder. Es bleibt eine offene Frage, ob der Dichter sonst das Verbinden als selbstverständlich oder ihm für seine Zwecke unwesentlich scheinend verschweigt, oder ob nach Stillung der Blutung und Erzeugung eines Wundschorfes durch die Pharmaka gar kein fester Verband angelegt wurde, wie bei der heutzutage mehrfach geübten „offenen" Wundbehandlung. Auf der nachhomerischen Sosiasschale ist ein Verbinden abgebildet, aber bei einer Verwundung, die den homerischen Gedichten unbekannt ist.

Ein ärztlicher Beitrag zur Homerkritik.

Die Frage, ob die ärztlichen Kenntnisse in Ilias und Odyssee auf gleicher Höhe stehen, oder ob die der späteren Odyssee gegenüber denen der Ilias einen Fortschritt zeigen, läßt sich nicht entscheiden, weil die Berichte von Verwundungen in der Odyssee im Vergleich mit denen der Ilias zu spärlich sind, um einen Vergleich zu gestatten.

Wir können deshalb nur Verschiedenheiten in beiden Gedichten anführen, ohne daraus irgendwelche Schlüsse zu ziehen.

Die wenigen Verwundungen mit Kriegswaffen in der Odyssee (Freiermord) unterscheiden sich in nichts von ähnlichen in der Ilias.

Die Blutstillung durch Besprechung wird zwar nur in der Odyssee (19, 455—457) erwähnt; da sie aber ein Urbestandteil der indogermanischen Heilkunde ist, wird sie wohl auch schon in der Entstehungszeit der Ilias bekannt gewesen sein.

Der Wundverband wird in beiden Gedichten nur je einmal erwähnt (Il. 13, 599; Od. 19, 457), obwohl die Kämpfe vor Ilion häufig Gelegenheit zu seiner Anwendung bzw. Erwähnung geboten hätten.

Die Kenntnis des narkotischen Pharmakon Nepenthes findet sich nur in der Odyssee; aber die Ilias kennt bereits den Mohn, aus dem es bereitet wird, als Kulturpflanze (s. S. 67).

Die Frage, ob die ärztlichen Kenntnisse in den einzelnen Büchern der Ilias Verschiedenheiten zeigen, erscheint von Bedeutung für die Abgrenzung von Teilen des Gedichtes, die verschiedenen Vorlagen entstammen und vom Dichter in das Ganze eingereiht worden sind. Daremberg meint, es spreche für die Einheitlichkeit der Ilias, daß die Geschicke der verwundeten Helden Machaon, Eurypylos, Diomedes, Agamemnon und Odysseus durch die Bücher 11—18 hindurch verfolgt werden. Auch die Brustkontusion des Hektor, deren Folgen und Heilung in den Büchern 14—15 berichtet werden, fällt mitten in die Schlacht vom 11.—18. Buche. Daraus dürfen wir nur vermuten, daß diese ganze Schlacht, aber nicht, wie Daremberg meint, die ganze Ilias einen Verfasser gehabt habe.

Wie schon auf S. 71 gezeigt wurde, hat Frölich festgestellt, daß in der Ilias die Verletzungen des Rumpfes mehr als die Hälfte aller Verletzungen ausmachen, und daß ihnen die des Kopfes, des Halses, der Arme und Beine in stetig abnehmender Zahl folgen. Wenn man nun diese Reihenfolge der relativen Häufigkeit der Verletzungen für einzelne Bücher bzw. Schlachten der Ilias nachprüft, so stimmen sie im großen und ganzen mit dem Gesamtverhältnisse überein, und eine starke Abweichung von diesem in einem bestimmten Abschnitte mag wohl für einen besonderen Verfasser desselben sprechen. So in dem fünften Buche, das eine sehr merkliche Abweichung vom Gesamtdurchschnitte zeigt, wie aus folgender Tabelle hervorgeht:

Verletzte Teile	In der ganzen Ilias nach Frölich	Im 5. Buche allein
Rumpf	54%	47 %
Kopf	21%	11,8%
Hals	11%	11,8%
Arme	7%	18 %
Beine	7%	12 %
	100%	100,6%

Dieses fünfte Buch nimmt auch sonst eine ganz besondere Stellung ein, denn es enthält eine Reihe von Zügen und Einzelheiten, die allen übrigen Schlachtenbildern der Ilias gegenüber höchst auffallend sind. Finsler (II, 45) führt sie im einzelnen auf, soweit sie nicht medizinischer Art sind, und macht weiterhin darauf aufmerksam, daß das Buch auch eine Reihe von „gewaltsam gesteigerten Zügen der Verwundung" enthält. Die von ihm gemeinten Verwundungen sind mit nur einer Ausnahme Unika, nämlich:

1. Die arterielle Blutung des durch einen Pfeil verletzten Diomedes (v. 97—113, 184—191 und 794—812, s. dazu S. 46).

2. Die komplizierte Fraktur und Luxation des Hüftgelenks des Aineias (v. 302 ff.), die von einer genauen Kenntnis der Anatomie des Hüftgelenkes zeugt und in keinem andern Buche wiederkehrt; (s. dazu S. 20 und 76).

3. Die medizinhistorisch wichtige erstmalige Beobachtung eines Falles von kataleptischer Totenstarre (v. 580—589, s. dazu S. 40).

4. Der im Schenkel des Sarpedon haftende Speer, der nachschleifte, als Kampfgenossen den Verwundeten aus der Schlacht führten, ohne daß einer daran dachte, ihn herauszuziehen (v. 660—667).

5. Der Speerwurf durch Becken und Blase (v. 65—68), der von einer guten Kenntnis der Topographie des Beckens zeugt (s. S. 23). Diese Verletzung hat der Verfasser des 13. Buches (651—655) übernommen, aber er läßt sie da nicht durch Speerwurf, sondern durch Pfeilschuß zustandekommen und schildert ihre Folgen eingehender als

es im 5. Buche geschehen ist. Der Schütze ist aber an beiden Stellen derselbe, was besonders für die Entlehnung aus dem 5. in das spätere 13. Buch spricht.

Wir finden also in dem 5. Buche auf chirurgisch-anatomischem Gebiete eine auffällige Vorliebe seines Verfassers für seltene Vorkommnisse, ohne aber daraus auf die Entstehungszeit des Buches schließen zu können.

Auch die überraschende Kenntnis der Abhängigkeit der Blutbildung von der Ernährung kommt nur in diesem Buche bei Gelegenheit der Handverletzung der Aphrodite (v. 335—343) vor (s. S. 46).

Die ärztlichen Mitteilungen im 5. Buche bestätigen vollauf die Ansicht von Bethe, daß dieses Buch einen besonderen Verfasser hat.

Nachweis der wichtigeren Stellenerklärungen.

Literaturverzeichnis.

Bethe: Homer, 1. Bd.: Ilias, Leipzig und Berlin: Teubner 1914. — v. Brunn: Kurze Geschichte der Chirurgie. Berlin: Springer 1928. — Buchholz: Homerische Realien. Leipzig 1871—1884. — Brendel: De Homero medico, Viteb. 1700. — Daremberg: La médicine dans Homère. Paris 1865. — Darwin: Ausdruck der Gemütsbewegungen. Stuttgart 1872. — Esser: Das humanistische Gymnasium. 39. Jahrgang. Heft 4—5. S. 170. — Euler: Die angebliche Farbenblindheit Homers. Gymn.-Progr. Marburg 1903. — Fellner: Die homerische Flora. Wien 1897. — Finsler: Homer, 2 Bände, 2. Aufl. bei Teubner 1914. — Friedreich: Realien in der Ilias und Odyssee. — Frölich: Die Militärmedizin Homers. Stuttgart 1879. — Fuld: Prähomerische Sektionen. Münch. med. Wschr. 1922, Nr 50. — Heiberg: Naturwissenschaften und Mathematik im klassischen Altertum. Leipzig 1912. — Heiberg: Geisteskrankheiten im klassischen Altertum. Berlin und Leipzig 1927. — Körner: Die homerische Tierwelt. Berlin 1880. — Körner: Wesen und Wert der homerischen Heilkunde, Vortrag. Wiesbaden 1904. — Körner: Geist und Methode der Natur- und Krankheitsbeobachtung im griechischen Altertum, Rektoratsrede. Rostock 1914. — Körner: Das homerische Tiersystem und seine Bedeutung für die Systematik des Aristoteles. Wiesbaden 1917. — Körner: Wie entstanden die anatomischen Kenntnisse in Ilias und Odyssee? Münch. med. Wschr. 1922, Nr 42. — Küchenmeister: Z. f. klin. Med. v. Günsburg **7**, 1853. — Malgaigne: Etudes sur l'anatomie et la physiologie de Homère, Bulletin de l'acad. royale de médecine. Paris, 19. juillet 1842. — Reichel: Homerische Waffen. Wien 1901. — Richter: Berl. klin. Wschr. 1914, S. 1885. — Rohde: Psyche. 3. Aufl. Tübingen und Leipzig 1903. — Schmiedeberg: Über die Pharmaka in der Ilias und Odyssee. Straßburg 1918. — Schwenn: Die Menschenopfer bei den Griechen und Römern. Gießen 1915. — Sittel: Die Gebärden der Griechen und Römer. Leipzig 1890.

Weitere Literaturangaben finden sich im Texte.